中国儿童均衡膳食

指导手册

"1357"均衡膳食法则

仝其根 | 主编

中国副食流通协会
中国农业大学 | 组编
杭州心芽信息科技有限公司

中国商业出版社

图书在版编目（CIP）数据

中国儿童均衡膳食指导手册："1357"均衡膳食法
则 / 全其根主编；中国副食流通协会，中国农业大学，
杭州心芽信息科技有限公司组编 . -- 北京：中国商业出
版社，2023.7
ISBN 978-7-5208-2495-8

Ⅰ . ①中… Ⅱ . ①全… ②中… ③中… ④杭… Ⅲ .
①少年儿童—膳食营养—中国—手册 Ⅳ . ① R153-62

中国版本图书馆 CIP 数据核字（2023）第 093970 号

责任编辑：滕　耘

中国商业出版社出版发行

（www.zgsycb.com　100053　北京广安门内报国寺 1 号）

总编室：010-63180647　编辑室：010-83118925
发行部：010-83120835/8286
新华书店经销
三河市天润建兴印务有限公司印刷
*
710 毫米 ×1000 毫米　16 开　13.5 印张　180 千字
2023 年 7 月第 1 版　2023 年 7 月第 1 次印刷
定价：88.00 元
＊＊＊＊
（如有印装质量问题可更换）

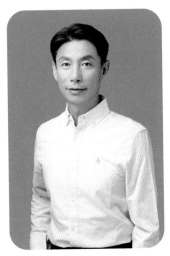

仝其根

主编

北京农学院食品科学与工程学院教授，硕士研究生导师；曾任实验中心主任、系副主任、院长等职务。

社会职务有中国食品科学技术学会理事、中国畜产品加工研究会理事、中国环境学会绿色包装专业委员会副主任委员、中国副食流通协会食育与健康产业分会副会长、中国副食流通协会标准化技术委员会副主任、中国轻工业机械协会科学教育分会理事。

主要从事食品及农产品加工有关的教学与科研工作，曾讲授"蛋奶科学与工艺""食品品质控制""市场营销学""连锁经营学""食品物流安全与控制""食品高新技术""食品添加剂"等10余门本科及研究生课程。科研重点为蛋与蛋制品、食品防腐、香辛料方面，获北京市科技成果奖、中国商业联合会科学技术奖、中国食品科学技术学会技术进步奖等奖项。作为第一发明人获得国家授权专利15项。主编出版《您一日三餐中的食品添加剂》《"蛋"生健康》两本科普书，在中国副食流通协会协助制定儿童食品标准10余项，并受邀在中央电视台、人民日报、中国交通台北京电视吧等媒体上宣传食品安全知识达500余次。

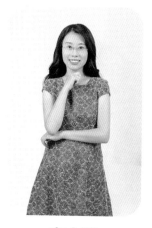

营养与食品卫生学博士
中国农业大学教授，博士生导师
中国农业大学特殊食品研究中心主任
教育部全国学校食品安全与营养健康工作专家组秘书长
农业农村部农产品质量监督检验测试中心（北京）副主任

车会莲

副主编

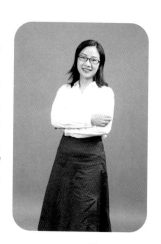

中国农业大学食品科学与营养工程学院副教授，硕士生导师；中国营养学会会员，中国食品科学技术学会会员，北京食品学会会员。

主讲营养学课程，主要从事营养素、植物化学物与慢性病预防及相关机制研究；主持或参加国家自然科学基金3项、北京市自然科学基金1项、北京市优秀人才青年骨干个人项目1项；申请发明专利6项；参编英文专著1部；在国际有影响力刊物如*Chem. Soc. Rev.*，*ACS Nano*，*Nano Letters*，*Crit. Rev. Food Sci.*，*Food Chem.*，*Mol.Nutr. Food Res.*，*Anal.Chim. Acta*等上发表论文30余篇，其中第一作者或通讯作者SCI/EI收录21篇，单篇最高影响因子达54.564。

吕晨艳

副主编

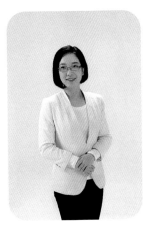

张 悦

副主编

　　中国疾病预防控制中心妇幼保健中心儿童保健部副主任，研究员，医学博士；中华预防医学会儿童保健分会青年学组副主任委员；中华医学会儿科学分会发育与行为学组青年学组副组长；担任 *Breastfeeding Medicine*、《中国儿童保健杂志》、《中国食物与营养》、《中国妇幼卫生杂志》等编委。

　　主要从事母乳喂养与儿童早期发展相关领域的科研、项目及政策制定工作。参与原国家卫生计生委《爱婴医院复核标准评分细则》《新生儿保健专科建设标准》《儿童早期发展示范基地标准》《儿童心理保健技术规范》等制定工作，承担国家自然科学基金青年基金、国家卫生健康委员会、世界卫生组织（WHO）和联合国儿童基金会（UNICEF）多个项目工作。以第一作者发表SCI及中文核心期刊论文40余篇，主编、参编著作10余部。

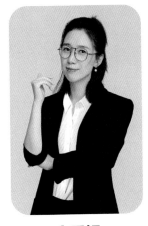

方秀娟

副主编

　　杭州心芽信息科技有限公司CEO，窝小芽婴童食品企业高新技术研究开发中心研究员；中国副食流通协会食育与健康产业分会副会长。

　　主要从事婴童健康食品研发和人群营养研究工作，为婴童营养讲师；参与《食育通则》《食育推广机构分类评价方法》《"食育加佳"认证通则》等多项标准制定工作；主要参与编写的《儿童营养健康食品研发方向的探索》《儿童营养食品研发的必要性》等论文曾收录于全国营养科学大会电子壁报。

序一

　　儿童不仅是家庭的宝贝，更是国家的未来、民族的希望。促进儿童健康成长，是国家可持续发展、建设社会主义现代化强国、实现中华民族伟大复兴中国梦的必然要求。党的十八大以来，以习近平同志为核心的党中央把培养好少年儿童作为一项战略性、基础性工作，坚持儿童优先原则，大力发展儿童事业，保障儿童权利的法律法规、政策体系进一步完善。党的二十大报告将保障妇女儿童合法权益提升到国家战略高度，提出健全社会保障体系，保障妇女儿童合法权益，推进健康中国建设，把保障人民健康放在优先发展的战略位置，完善人民健康促进政策。在食品安全战略中，儿童食品应当享有特殊的保障地位，受到社会各界的广泛重视。

　　儿童食品应当是对儿童健康更加友好的食品，一方面我们要把好的食品提供给儿童群体，另一方面还应指导儿童和家长如何科学地选择、食用儿童食品，以便更好地促进健康。中国副食流通协会从优化儿童食品供给、教育和培养儿童良好饮食习惯、引导市场规范发展三个方面开展了系统、持续的工作。

　　第一，优化儿童食品供给：建立儿童食品标准体系。民以食为天，饮食是人类生存与发展的第一需要，儿童食物供给是儿童健康成长的第一要务。为了指导行业企业生产对儿童健康更加友好的食品，为儿童健康提供更好的食品保障，中国副食流通协会在相关部门、科研院所和企业的支持下制定了儿童食品标准体系的规划，并陆续发布了系列儿童食品标准。

第二，教育和培养儿童良好饮食习惯：推广食育。正确、科学的饮食习惯是促进健康的关键因素之一。"文明其精神，野蛮其体魄"是对广大青少年学习和生活的高度概括与总结，想要精神变得文明，就需要拥有强健的体魄。健康的身体是提升个人、创造文明、改变世界的前提。《"健康中国2030"规划纲要》指出，要"积极促进健康与养老、旅游、互联网、健身休闲、食品融合，催生健康新产业、新业态、新模式"，应该充分认识到食品产业肩负的人民健康职责，同时强调了儿童健康所扮演的重要角色。

儿童能量、营养的摄入、吸收和消耗之间的平衡是其健康的保障，诸如"小豆芽""小胖墩"等现象直接暴露了儿童饮食不均衡的严重后果。如何让广大儿童、家长认识并科学处理饮食与健康之间的关系，则需要大力推广食育，本书的目的便是指导家长和儿童青少年如何做好均衡膳食。

第三，引导市场规范发展。

健康是个永恒的话题，也是我们每个人应该努力和迈进的目标。中国副食流通协会将继续与行业一起，不断地为行业发展、人民健康而努力。感谢各界专家、行业同人对中国副食流通协会的长期支持，感谢杭州心芽信息科技有限公司对本书编写工作给予的支持。

序二

少年强，则中国强。习近平总书记明确指出，儿童健康事关家庭幸福和民族未来。随着我国社会经济的发展、生活水平的提高，人们的膳食结构发生了很大的变化。但在食物资源极大丰富的同时，人们却普遍缺乏对食物合理选择和搭配的知识。许多家长还停留在让孩子吃得越多越好、孩子长得越胖越好的认识阶段，使得儿童膳食的不合理和不均衡情况更为突出。不合理膳食一直造成许多儿童营养不足、超重、肥胖、发育迟缓、贫血、过敏等健康问题。

《中国居民营养与慢性病状况调查报告（2020年）》显示，儿童过量饮用含糖饮料，过多食用高油脂、高能量食品以及体育运动不足等问题，已经成为亟待解决的棘手问题。因此，积极推进营养科普，鼓励和引导民众主动掌握科学养育知识，积极践行儿童合理膳食、适量运动的健康文明生活方式，是实现健康中国战略目标的具体体现，具有十分重要的意义。

科学合理的膳食搭配和营养指导是提高儿童营养健

康水平的关键。目前，在家庭中就餐是儿童尤其是婴幼儿和学龄前儿童最主要的就餐方式，如何科学合理地搭配和制作食物受到许多家长的高度关注。2022年，中国营养学会陆续推出了《中国居民膳食指南（2022）》、《中国婴幼儿喂养指南（2022）》（含《0~6月龄婴儿母乳喂养指南》《7~24月龄婴幼儿喂养指南》《学龄前儿童膳食指南》）、《中国学龄儿童膳食指南（2022）》等相关的指南和准则。然而，如何将上述众多的指南、准则的理论要点与家庭膳食实际操作衔接起来，使家庭日常膳食更加科学合理，对家长来说依旧是不小的挑战。为此，我们特意编撰了这部旨在指导实际操作应用的《中国儿童均衡膳食指导手册》。

本指导手册以2022年中国营养学会颁布的喂养指南和膳食指南为理论依据，通过优化膳食结构的合理性、提高膳食质量、丰富营养要素，以家长的需求为切入点，覆盖婴儿、幼儿、学龄前儿童、学龄儿童四个年龄段，以不同年龄段人群的生长发育特点和对7大营养素需求为基础，针对5大类食物的合理搭配，对一日三餐的食谱推荐提出了"1357"均衡膳食法则，同时将这一法则应用于食谱设计中。另外，为了将理论与实际操作相结合，本指导手册对每个年龄段都配上了典型食物制作方法，并以图示和视频的方式展现给读者。

儿童阶段是人生长发育最为关键的时期，把好这一时期儿童膳食的营养关，对于所有儿童及其家庭的重要性不言而喻。希望本指导手册既可以成为专业营养健康从业人员的参考读本，也可以成为解决广大家长燃眉之急的实操宝典，使每一位家长都能成为自家孩子的专属营养师，做出营养丰富、健康美味的家庭餐食，为孩子的健康成长保驾护航！

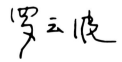

目录

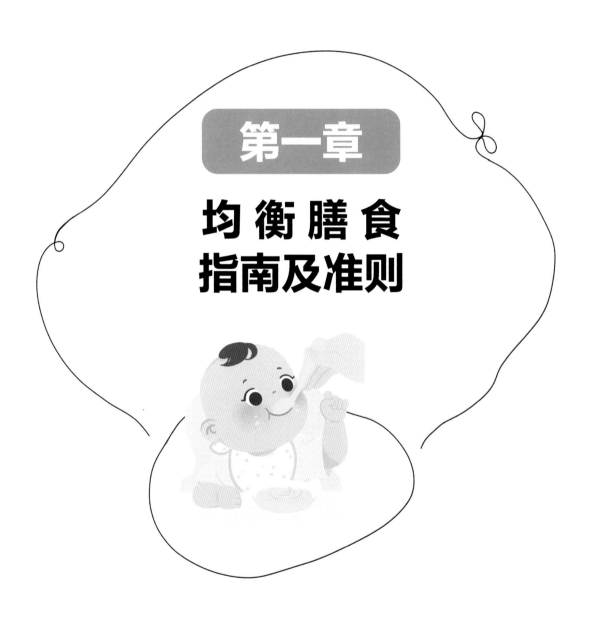

第一章

均衡膳食指南及准则

均衡膳食是保障人体营养健康的基石。如果食物中营养素齐全、数量合适、比例合理，能满足不同人群的营养素需求，食物多样化、可接受性好，定时定量进餐，三餐分配合理，烹调方法得当，那么就能实现均衡膳食。基于均衡膳食的基本原则，中国营养学会发布了《中国婴幼儿喂养指南（2022）》，对不同年龄段的婴幼儿膳食给出了明确的准则和推荐，可以为母乳喂养以及婴幼儿膳食搭配提供指导。其中，《0～6月龄婴儿母乳喂养指南》适用于出生后180天内的婴儿；《7～24月龄婴幼儿喂养指南》适用于满6月龄（出生180天）至满2周岁前（24月龄内）的7～24月龄的婴幼儿；《学龄前儿童膳食指南》则在《中国居民膳食指南（2022）》平衡膳食准则8条基础上特别增加了5条核心推荐，适用于满2周岁至满6周岁前（2～5岁）的学龄前儿童。《中国学龄儿童膳食指南（2022）》是在《中国居民膳食指南（2022）》一般人群膳食指南的基础上，根据我国学龄儿童的营养与健康状况，依据合理膳食、饮食行为与健康状况关系对原内容进行了扩充，使其更加全面、完善，适用于满6周岁到满18周岁前的未成年人。下面对婴幼儿、学龄前儿童、学龄儿童的喂养或膳食指南要点进行简单的介绍。

第一节 7~24月龄婴幼儿喂养指南

度过了婴儿期的前6个月，在继续母乳喂养的基础上，添加辅食是婴幼儿喂养中的重要环节。此时的母乳已经不能满足婴幼儿的需求，且婴幼儿已具备吞咽辅食的能力。适时、适量地添加适合婴幼儿年龄的辅食，不仅能为婴幼儿提供必要的营养，还与饮食习惯的养成及心理行为的发展密切相关。

一、继续母乳喂养，满6月龄起必须添加辅食，从富含铁元素的泥糊状食物开始

（一）婴儿满6月龄后继续母乳喂养到2岁或以上

对于满6月龄的婴儿，母乳虽不能完全满足婴儿的营养需求，但仍能够提供部分能量和重要的营养素，如优质蛋白质、必需脂肪酸等，而且母乳中的功能成分如乳铁蛋白、人乳低聚糖可以起到免疫调节的作用。7～24月龄婴幼儿应继续母乳喂养；不能母乳喂养或母乳不足时，需要以配方奶作为母乳的补充。

（二）从满6月龄起逐步引入各种食物，辅食添加过早或过晚都会影响健康

添加辅食，不仅能满足婴幼儿的营养需求，还能满足其心理需求。辅食的引入要由一种到多种、由少量到多量地逐步引入。过早（满4月龄前）或过晚（满6月龄后）添加辅食都会影响其健康。过早添加辅食，婴幼儿不仅不易消化和易增加腹泻或过敏的风险，还会增加其超重及代谢性疾病风险；过晚添加辅食，则会导致婴幼儿营养摄入不足，容易造成其生长发育减慢以及营养缺乏性疾病如缺铁性贫血等。

（三）最先添加肉泥、肝泥、强化铁的婴幼儿谷粉等富含铁元素的泥糊状食物

婴幼儿生长发育非常快，需要大量的营养素来满足生长发育的需要。婴幼儿7～24月龄时所需铁元素的量为0.19～1.3毫克/千克体重，母乳的铁含量约为0.45毫克/升，已无法满足其对铁元素的需求。因此，婴幼儿最先添加的辅食应该是富含铁元素且易吸收的食物，如肉泥、肝泥、强化铁的

婴幼儿谷粉等泥糊状食物。研究证实，母乳喂养的婴幼儿获取的铁元素来自辅食的比例高达 99%。

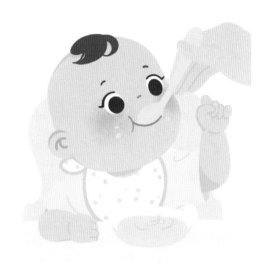

（四）有特殊情况时须在医生的指导下调整辅食添加时间

对于有过敏、早产、急慢性疾病及生长发育迟缓等特殊情况的婴幼儿须在医生指导下调整辅食添加时间，但一定不早于满4月龄。

二、及时引入多样化食物，重视动物性食物的添加

（一）每次只引入一种新的食物，逐步达到食物多样化

引入辅食时应一种一种逐步增加，这样可以了解婴幼儿对新食物的接受情况，可以及时避免过敏、不易消化等不良反应。一般引入一种新食物要适应2~3天后，再考虑添加另一种新食物。

（二）不盲目回避易过敏食物，1岁内适时引入各种食物

大部分易过敏食物同时也是良好的蛋白质及矿物质元素来源，如肉、

蛋、奶和谷类等。如果盲目地回避这些易过敏食物，则不利于婴幼儿的营养均衡，甚至会使其因为营养缺乏而影响生长发育。研究证实，1岁以内适时引入各种食物达到食物多样化，能帮助婴幼儿达到营养均衡，也能减少食物过敏风险。

（三）从泥糊状食物开始，逐渐过渡到固体食物

辅食的添加应由细到粗，与婴幼儿的咀嚼、吞咽能力相适应。早期阶段添加的辅食应是细软的泥糊状食物，如稠粥、水果泥等，然后逐步过渡为粗颗粒的半固体食物。至8月龄时，可给婴幼儿提供一些手抓食物，以锻炼其咀嚼能力和动手能力。当幼儿多数牙齿特别是乳磨牙长出后，可给予较大的团块状固体食物。

从少到多

如蛋黄从适量 ⊜ 1/4个 ⊜ 1/2个

由稀到稠

如稀粥 ⊜ 米粥 ⊜ 稠粥 ⊜ 软饭

（四）逐渐增加辅食频次和进食量

初始阶段的辅食添加频率应为1天1次，由少到多，由稀到稠，每次只引入一种食物，然后逐渐达到多样化。7~9月龄时，婴幼儿在保证每日摄入600毫升母乳的前提下，可以逐渐添加含铁辅食，谷物类食物要多于20

克；动物类食物，如鸡蛋，要保证每天至少1个蛋黄；肉禽鱼类食物25克左右；蔬菜、水果类各25至50克。10～12月龄时，母乳及配方奶每日摄入量维持在600毫升左右，并根据婴幼儿需要增加进食量，一般每天2~3次，加餐1次，使谷薯类食物每天摄入量达到20至75克；至少1个蛋黄；25～75克肉禽鱼类食物；蔬菜、水果类各25至100克。13～24月龄时，婴幼儿母乳及配方奶每日摄入量维持在500毫升左右，辅食应占据总食量的1/2以上，逐步成为食物的主体。具体的推荐摄入量如表1-1所示。

表1-1　7~24月龄婴幼儿膳食推荐摄入量

食物类别	7～12月龄婴幼儿	13～24月龄婴儿
母乳及配方奶（毫升）	500～700	400～600
谷物类（克）	20～75	50～100
蔬菜、水果类（克）	各25～100	各50～150
蛋类（克）	15～50，至少1个蛋黄	25～50
畜禽肉鱼类（克）	25～75	50～75
油（克）	0～10	5～15
盐（克）	不建议额外添加	0～1.5

资料来源：《中国婴幼儿喂养指南（2022）》。

三、辅食尽量少加糖、盐，油脂适量，保持食物原味

（一）婴幼儿辅食应单独制作

婴幼儿辅食应单独制作，且制作过程要注意安全卫生，现做现吃。

（二）保持食物原味，尽量少加糖、盐及各种调味品

添加的辅食不需要额外加盐、糖及各种调味品，应口味清淡、控盐控糖，养成婴幼儿清淡饮食的好习惯。对于7~12月龄的婴幼儿，钠的适宜摄入量为每日不超过350毫克，辅食中不建议额外添加盐；而1~3岁婴幼儿钠的适宜摄入量为每日不超过700毫克，可在每日的辅食中适量加入0~1.5克盐。常见食物中钠的含量如表1–2所示。

表1–2　常见食物中钠的含量

食物名称	钠的含量（毫克）
100 毫升母乳	23
1 个鸡蛋	71
50 克猪腿瘦肉	32
50 克新鲜海虾	60
50 克菠菜叶	43

资料来源：《7~24月龄婴幼儿喂养指南》及其解读。

（三）辅食应含有适量油脂

油脂可以为7~12月龄婴幼儿提供40%的能量，为13~24月龄婴幼儿提供35%的能量，为其快速生长发育供能。此外，油脂中的不饱和脂肪酸［如DHA（二十二碳六烯酸）、ARA（花生四烯酸）等］有助于婴幼儿大脑和神经系统的发育，因此，辅食中必须加入适量的油脂。建议选择富含亚油酸、α-亚麻酸等必需脂肪酸的油脂，如亚麻籽油、胡麻油、核桃油、大豆油、菜籽油等。

（四）1岁以后逐渐尝试淡口味的家庭膳食

平时应主张让婴幼儿和家人同桌吃饭，培养进食规律和清淡饮食的良好习惯。鼓励婴幼儿尝试用勺、手拿等方式自主进食，直到能够完全自主进食。

四、提倡回应式喂养，鼓励但不强迫进食

进餐时父母或喂养者与婴幼儿应有充分的交流，观察其是否有饥饿的信号，并及时回应。父母或喂养者应识别出婴幼儿饥饱的信号，做到饿了及时喂、饱了及时停。

父母或喂养者喂养婴幼儿时应缓慢、耐心，并鼓励婴幼儿进食，但吃多少由其自行决定。绝不强迫婴幼儿进食，避免用食物作为安慰和行为奖励。父母或喂养者应适时帮助婴幼儿自主进食，鼓励婴幼儿利用杯、勺或用手抓等方式增加进食兴趣。

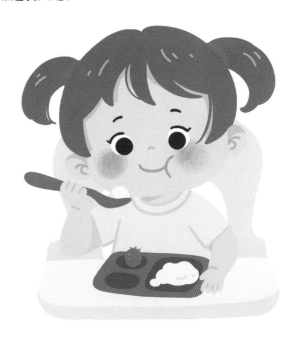

婴幼儿进餐时应保证进餐环境安静、愉悦，避免看电视、玩玩具等活动的干扰，家长也不应通过分散婴幼儿注意力的方式诱导其进食。每次进餐时间不超过20分钟。

父母是婴幼儿学习模仿的榜样，因此父母自身应身体力行，养成良好的进餐习惯。

五、注重饮食卫生和进食安全

喂养7～24月龄婴幼儿应注意四个方面：一是应选择安全、优质、新鲜的食材；二是制作过程应始终保持清洁卫生，坚持生熟分开；三是不给婴幼儿吃剩饭，妥善保存和处理剩余食物，防止进食意外；四是饭前洗手，进食时应有成人看护，并注意进食环境安全。

六、定期监测体格指标，追求健康生长

平稳生长是婴幼儿最佳的生长模式。体重、身长、头围等是反映婴幼儿营养状况的直观指标，应每3个月测量1次。鼓励婴幼儿爬行、自由活动。

第二节　学龄前儿童膳食指南

　　《学龄前儿童膳食指南》适用于2～5周岁的学龄前儿童，是基于学龄前儿童生理营养特点和饮食习惯而制定的。学龄前儿童生长速度快、营养需求高，因此在学龄前养成良好的膳食习惯十分重要。需要注意的是，《学龄前儿童膳食指南》在《中国居民膳食指南（2022）》中一般人群平衡膳食准则8条的基础上增加了以下5条核心推荐。

一、食物多样，规律就餐，自主进食，培养健康饮食行为

　　学龄前儿童的膳食应是由多种食物构成的平衡膳食。食物多样是实现膳食平衡的前提条件，建议学龄前儿童平均每天食物种类达到12种以上，每周达到25种以上。学龄前儿童自我意识增强，易出现挑食、偏食的情况，应引导儿童规律饮食。每天安排早、中、晚3次正餐，上、下午各1次加餐，若晚餐较早时，可在睡前2小时安排1次加餐。学龄前儿童应鼓励其自主进食，既可增加儿童进食的兴趣，也可培养儿童的自信心和独立能力，促进其精细动作及运动协调发展。

　　学龄前儿童膳食推荐摄入量如表1-3所示。

表1-3　学龄前儿童膳食推荐摄入量

食物组	食物种类	每日建议摄入量	
		2~3岁儿童	4~5岁儿童
第一层 谷薯类	谷类（克）	75~125	100~150
	薯类	适量	适量
第二层 蔬菜、水果类	蔬菜（克）	100~200	150~300
	水果（克）	100~200	150~250
第三层 畜禽鱼肉蛋类 动物性食物	畜禽鱼肉（克）	50~75	50~75
	蛋类（克）	50	50
第四层 奶类、大豆和坚果类	奶类（毫升）	350~500	350~500
	大豆（适当加工）（克）	5~15	15~20
	坚果（适当加工）	—	适量
第五层 烹调油和盐	烹调油（克）	10~20	20~25
	食盐（克）	<2	<3

资料来源：《中国婴幼儿喂养指南（2022）》。

二、每天饮奶，足量饮水，合理选择零食

对于学龄前儿童来说，牛奶是补钙的良好食物来源，因此，家长可以每天为孩子准备350~500毫升牛奶或相当量的乳制品，如酸奶、奶酪等。充足的乳制品可以为儿童补充钙元素，促进儿童骨骼健康发育。

另外，学龄前儿童活动强度不断增加，新陈代谢也很旺盛，所以他们对水的需求量增大。建议2~3岁儿童每日饮水600~700毫升，4~5岁儿童每日饮水700~800毫升，且饮水要少量多次，上午、下午各两三次。三餐前不宜大量饮水。家长为孩子补充水分时要避开含糖饮料。

零食作为学龄前儿童全天膳食营养的补充可以合理选择，可以是一些天然、新鲜的水果或乳制品，但不宜选择油炸食品等高热量零食。

三、合理烹调，少调料、少油炸

家长在烹调食物时要注意选用健康的烹调方式，多采用蒸、煮、炖、煨等烹调方式，尽量少用油炸、烤、煎等方式，使食物尽量保持原汁原味，这样可以培养孩子清淡口味，养成健康的饮食习惯。儿童膳食不宜过咸、过油、过甜及辛辣，少用或不用调味品，可选天然、新鲜的香料（如葱、蒜、洋葱、柠檬、醋等）和新鲜蔬果汁调味（如番茄汁、南瓜汁、菠菜汁等）。

四、参与食物选择与制作，增进对食物的认识和喜爱

学龄前儿童在一定程度上可以自主地选择食物了，也会表现出对食物的喜好。家长可以通过带领孩子去选购食物、辨别常见的蔬菜和水果以及去采摘园亲手采摘蔬菜等方法，吸引孩子对各种食物的兴趣，也可以鼓励孩子体验和认识各种食物的天然味道与质地，了解食物的特性，增进对食物的认识和喜爱。另外，鼓励儿童参与家庭食物选择和制作过程，这有助于儿童享受烹饪的乐趣，学会爱惜食物，享受劳动成果。

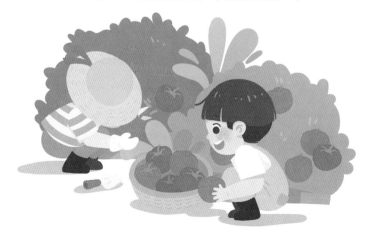

五、经常户外活动，定期体格测量，保障健康成长

学龄前儿童应积极参加户外活动或户外游戏（每天至少60分钟）。这些户外活动不仅有利于提高儿童的体能，培养良好的运动习惯，还有利于提高儿童睡眠质量，预防近视。家长可以每天带领孩子做一些体育锻炼，比如玩耍、散步、爬楼梯、收玩具等。家长也可以与孩子做一些较高强度的运动和户外活动，比如骑车、快跑、玩球类游戏等。除睡觉外，尽量避免让孩子有连续超过1小时的静止状态，尤其是静态或久坐活动，如看电视、玩手机、玩平板电脑等。学龄前儿童每天看电视、玩平板电脑的累计时间不应超过2小时。此外，学龄前儿童身体还在发育，仍需要定期（半年1次）监测身高、体重，并根据儿童体格发育情况调整膳食和身体活动，保证儿童正常发育，避免消瘦或者超重。

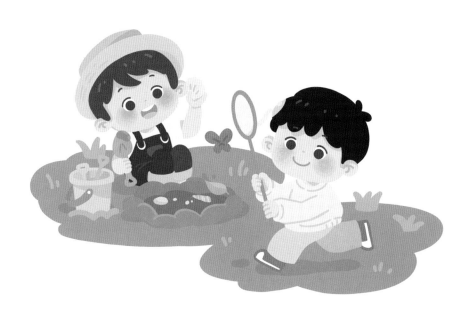

第三节　学龄儿童膳食指南

学龄儿童是指从6周岁到不满18周岁的未成年人。在这一阶段，儿童生长发育迅速，需要充足的营养以保证健康成长。这一时期也是建立健康信念和形成健康饮食行为的关键时期，家长应重视学龄儿童的膳食，做到均衡全面。

《中国学龄儿童膳食指南（2022）》在《中国居民膳食指南（2022）》的基础上，根据我国学龄儿童的营养与健康状况，提出了以下5条核心准则。

（1）主动参与食物选择和制作，提高营养素养。

（2）吃好早餐，合理选择零食，培养健康饮食行为。

（3）天天喝奶，足量饮水，不喝含糖饮料，禁止饮酒。

（4）多户外活动，少视屏时间，每天60分钟以上的中高强度身体活动。

（5）定期监测体格发育，保持体重适宜增长。

学龄儿童膳食摄入量可以参考"中国学龄儿童平衡膳食宝塔"（见表1-4）。

表1-4　中国学龄儿童平衡膳食宝塔

食物组	食物种类	每日建议摄入量		
		6～10岁	11～13岁	14～17岁
第一层 谷薯类	谷类（克）	150～200	225～250	250～300
	薯类（克）	25～50	25～50	50～100
第二层 蔬菜、水果类	蔬菜（克）	300	400～450	450～500
	水果（克）	150～200	200～300	300～350
第三层 畜禽鱼肉蛋类等 动物性食物	畜禽肉（克）	40	50	50～75
	水产品（克）	40	50	50～75
	蛋类（克）	25～40	40～50	50
第四层 奶类、大豆 和坚果类	奶类（克）	300	300	300
	大豆（克/周）	105	105	105～175
	坚果（克/周）	50	50～70	50～70
第五层 烹调油和盐	油（克）	20～25	20～25	25～30
	盐（克）	＜4	＜5	＜5

资料来源：中国学龄儿童膳食指南（2022），人民卫生出版社，2022年。

第四节 "1357"均衡膳食法则

不同种类的食物可以为人体提供不同的营养素，只有在膳食中保持食物多样化，并进行合理搭配，才能够为人体提供全面而均衡的营养。婴幼儿、学龄前儿童及学龄儿童都处于身体生长发育的黄金期，充足而全面的营养供给对他们来说至关重要。

依据《中国婴幼儿喂养指南（2022）》、《中国学龄儿童膳食指南（2022）》及《中国居民膳食指南（2022）》的主要思想和核心推荐，对不同年龄段人群的膳食进行合理规划和搭配，特提出"1357"均衡膳食法则。该法则适用于婴幼儿、学龄前儿童、学龄儿童，参考该法则可以实现规律进餐、食物多样化以及膳食合理搭配。

"1357"均衡膳食法则是指1日3顿正餐，正餐之间有2次加餐，包含5大类食物（谷薯类、蔬菜和水果类、动物性食物、奶和大豆及坚果类、烹调油和盐），通过食物的合理搭配可以满足身体对7大营养素的需求，从而培养婴幼儿及儿童规律进餐、食物多样、营养均衡的饮食好习惯。

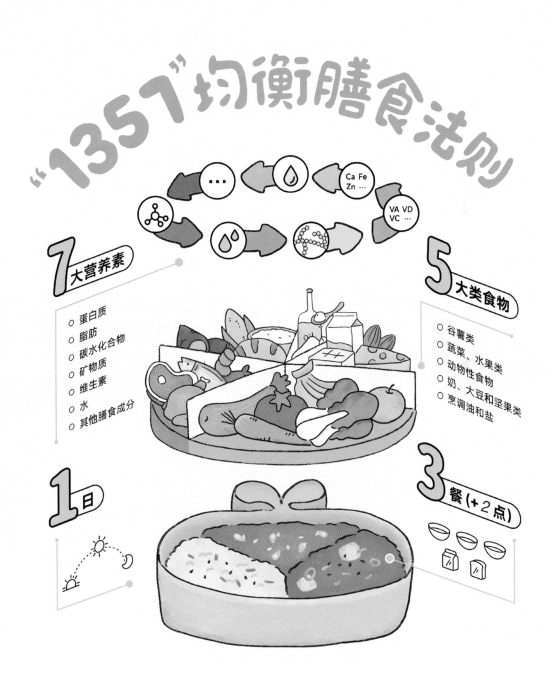

"1357" 均衡膳食法则

7大营养素
- 蛋白质
- 脂肪
- 碳水化合物
- 矿物质
- 维生素
- 水
- 其他膳食成分

5大类食物
- 谷薯类
- 蔬菜、水果类
- 动物性食物
- 奶、大豆和坚果类
- 烹调油和盐

1日

3餐(+2点)

一、1日3餐

对于婴幼儿和学龄前儿童来说，根据《中国婴幼儿喂养指南（2022）》，"1日3餐2点"可以满足婴幼儿和学龄前儿童的辅食频次与进食量，并保证婴幼儿和学龄前儿童良好的进食习惯。其中，"1日3餐"符合大部分家庭的进餐习惯和进餐规律。对于婴幼儿来说，3餐之中，早餐可以是母乳，也可随着年龄的增长引入其他食物；午餐和晚餐可以是母乳、配方奶或一些泥糊状食物，并逐渐由细到粗过渡到固体食物。在3餐的基础上，由于婴幼儿生长迅速，对能量及营养素有较高的需求，但他们的胃容量有限，因此需要有2次加餐以额外补充所需的能量和营养。在3餐之间可以在上午和下午加餐，其内容可以是母乳或配方奶，也可以是酸奶，并逐渐引入水果及其他食物。随着婴幼儿逐渐长大，开始上幼儿园时，幼儿园也会安排两次间点来保证孩子营养需求。因此，"1日3餐2点"的餐次规律会贯穿婴幼儿以至整个学龄前时期。

二、5大类食物

在膳食中合理搭配"5大类食物"能够实现儿童的膳食均衡，保证食物多样化。《中国居民膳食指南（2022）》建议平均每天的食物种类数达到12种以上，每周25种以上，合理搭配，通过多元的搭配弥补营养的缺失，全方位保障身体的营养均衡。其中，5大类食物及其代表性食物如表1–5所示。

表1-5 5大类食物及其代表性食物

食物分类	代表性食物
谷薯类	大米、小麦、燕麦等谷类，红薯、土豆等薯类，赤小豆、芸豆等杂豆
蔬菜和水果类	叶菜、根茎类蔬菜、花果类蔬菜和各种水果
动物性食物	畜、禽、鱼、蛋
奶、大豆和坚果类	奶、大豆及大豆制品、坚果及坚果制品
烹调油和盐	植物油、食盐和含盐调味料

没有任何一种食物能满足人体所需的全部营养素，为了实现均衡膳食，需要根据5大类食物所含的营养素进行均衡搭配。5大类食物所含的营养素种类及含量各不相同，具体如表1-6所示。

表1-6 5大类食物所含的营养素

食物类别	营养意义	
	主要营养素	其他重要营养素
谷薯类	碳水化合物	谷物蛋白、膳食纤维、维生素 B_1
蔬菜和水果类	维生素、矿物质	水分、膳食纤维、植物营养素
动物性食物	优质蛋白质	铁、锌、脂溶性维生素
奶、大豆和坚果类	钙、蛋白质	其他矿物质
烹调油和盐	必需脂肪酸、钠	其他脂肪酸

如表1-7所示，7大营养素主要包括蛋白质、脂肪、碳水化合物、矿物质、维生素、水和其他膳食成分，可以为儿童的生长提供能量，参与体内代谢反应，促进身体健康发育。

表1-7　7大营养素中所含人体必需营养素和其他膳食成分

营养素类别		必需营养素成分
蛋白质		亮氨酸、异亮氨酸、赖氨酸、蛋氨酸、苯丙氨酸、苏氨酸、色氨酸、缬氨酸、组氨酸
脂肪		亚油酸、α-亚麻酸
碳水化合物		—
矿物质	常量元素	钙、磷、钾、钠、镁、硫、氯
	微量元素	铁、锌、碘、硒、铜等
维生素	脂溶性维生素	维生素 A、维生素 D、维生素 E、维生素 K
	水溶性维生素	维生素 B_1、维生素 B_2、维生素 B_6、维生素 B_{12}、维生素 C、叶酸、烟酸、生物素、泛酸、胆碱
水		—
其他膳食成分		膳食纤维、原花青素、叶黄素等

资料来源：中国居民膳食指南（2022），人民卫生出版社，2022年。

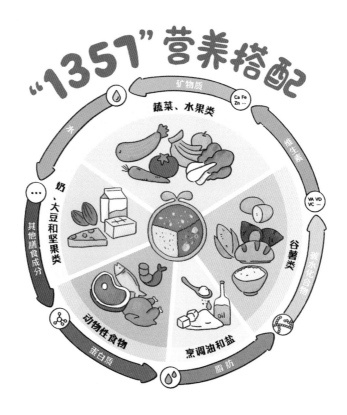

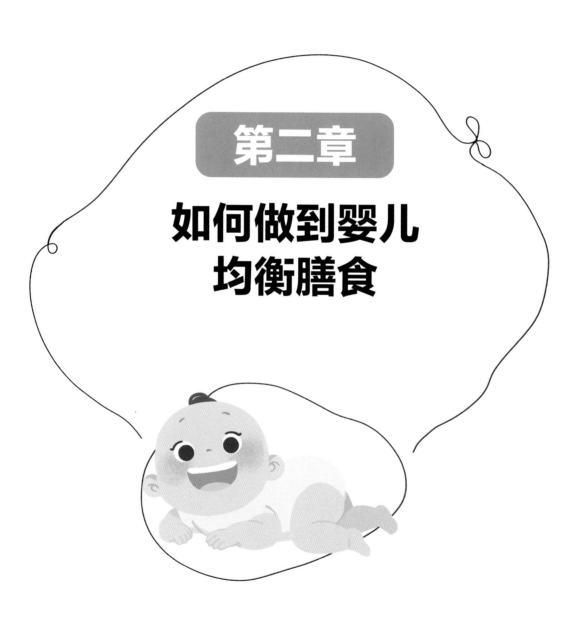

第二章

如何做到婴儿均衡膳食

第一节　婴儿的生长发育特点

　　婴幼儿时期是宝宝出生后第一个生长高峰期，也是宝宝体格发育和各个器官系统发育最快的时期。出生后的时期，大致可分为婴儿期和幼儿期。从出生到12个月大的宝宝处于婴儿期，其中0～28天是新生儿期；1～3岁为幼儿期。在这一阶段，宝宝的营养需求量比较大，但消化系统还没有发育完善，自身免疫功能也还不成熟，家长要更加关注宝宝的营养摄入是否充足，并能准确地了解宝宝各个时期的生长发育特点。如果生长发育出现了问题，家长要及时向医生或专业人员寻求帮助，用科学的知识和方法守护宝宝的健康成长。

一、婴儿的体格发育特点

　　体重：婴儿期是宝宝一生中体重和身长增加最快的时期。从体重来看，刚出生的婴儿平均出生体重为3.3千克，而7～12个月的婴儿平均每月增加0.3～0.5千克，到12个月时已经可以达到出生时的3倍重量，为9.6～10千克。家长要注意婴儿的体重变化，如果婴儿体重过轻或体重增加缓慢，可能与婴儿短期营养不良或一些慢性疾病有关。当婴儿的体重太重或者增加得很快时，要意识到婴儿是不是存在肥胖的风险。

　　身长：婴儿期也是宝宝身长增加最快的时期。通常来说，婴儿的月龄越大，身长增加得越慢。刚出生的婴儿身长平均为50厘米，出生头3个月平均增加3～4厘米，4～6个月每月平均增加2厘米。出生后前半年增加约

16厘米，后半年每月平均增加1厘米，12个月大的婴儿身长约达75厘米。

头围：头围的大小和婴儿大脑的发育及颅骨的生长情况有关。新生儿头围平均为34厘米，前半年增加9厘米，后半年增加3厘米，12个月大的婴儿头围平均约为46厘米。

胸围：宝宝在婴儿期这一年胸围增加也是最快的，胸围可以反映胸廓和胸背肌肉发育的指标。婴儿出生时，胸围比头围略小1～2厘米，为32～33厘米，但增加速度快；12月龄时，婴儿的胸围与头围几乎相等了（约46厘米），并逐渐开始超过头围。

婴儿的体格发育特点		
出生	0～6个月	6～12个月
平均身长：50厘米	身长增加：2～3厘米／月	身长增加：1～1.5厘米／月
平均体重：3.3千克	体重增加：0.6～1千克／月	体重增加：0.3～0.5千克／月
平均头围：34厘米	头围：前3个月增加6厘米，6月龄时约43厘米	头围：1岁时约46厘米

二、婴儿的器官发育特点

（一）消化系统

婴儿阶段的宝宝生长发育迅速，但是消化系统还没有完全发育成熟。婴儿的胃容量小，各种消化酶活性低，因此建议对6月龄前的婴儿用纯母乳喂养。婴儿6个月大后，消化系统开始慢慢发育成熟，胃容量也逐渐增大，消化能力增强，这时家长可以通过添加辅食的方式保证婴儿营养的摄入。建议给婴儿引入和搭配容易消化的辅食，不易消化的食物可能会导致婴儿消化功能紊乱。下面依次来看婴儿消化系统的发育情况。

口腔： 婴儿的口腔黏膜柔嫩、血管丰富，唾液腺还没有发育完善，唾液分泌量少，因此婴儿的口腔也更容易受损伤和干燥。婴儿在6~12个月时乳牙就开始萌出了，顺序为下正中切牙、上正中切牙、上侧切牙、下侧切牙。长牙之后，婴儿分泌的唾液量也会增加，家长这时会发现他们总是流口水，这是因为婴儿的口腔不能吞咽分泌的唾液而产生的"生理性流涎"，此时淀粉酶活力也逐渐增强。到7~9月龄时，婴儿已经能做有节奏的咀嚼运动，随着婴儿长大，咀嚼效率也会逐渐增强。

食管和胃： 婴儿的食管短而细。新生儿的食管长度8~10厘米，到1岁时为12厘米，其pH值通常在 5.0~6.8。在婴儿期，宝宝的食管和胃壁黏膜极易受到损伤，这个阶段家长要注意保护婴儿的食管，尽量给婴儿吃一些软糯的食物，避免坚硬的食物。此外，婴儿在这一时期可能会出现溢奶或呕吐，这与婴儿幽门痉挛的产生有关。对此，家长不必太担心，等待婴儿的食管和胃发育成熟就好了。新生儿的胃容量很小，为30~60毫升，因此需要少食多餐。当宝宝到了1岁时，胃容量就增长到了250~300毫升，因此随着月龄的增长，要不断地调整奶的摄入量。然而，相比于大人来说，婴儿的胃分泌功能还不完全，胃蛋白酶的活力弱，胃酸分泌量也比成年人要低，所以婴儿的消化能力差，在添加辅食时，应尽量添加易消化的食物。

肠道：婴儿的肠壁黏膜已发育良好，丰富的血管和淋巴结保证了婴儿较强的吸收能力。婴儿的肠道长度是自身身长的5～7倍（成人为4倍），而且肠的蠕动也比大人慢，食物通过婴儿的肠道的时间相对更长，更有利于婴儿的消化和吸收。但婴儿的肠道也很脆弱，其肠壁黏膜和肌肉比较薄弱，辅食的卫生程度或者食物中的一些过敏原与婴儿的肠道应激密切相关。

肝脏：婴儿时期，宝宝的肝脏占体重的比例较大，占3%～5%，而成人所占的比例为2.5%。婴儿的肝血管丰富，肝细胞再生能力强，但婴儿的肝功能还不是很成熟，尤其是婴儿的肝细胞分化不全，结缔组织发育较差，胆汁分泌较少，不利于脂肪的消化和吸收。

胰腺：新生儿的胰腺为3～4克，随后婴儿的胰腺发育加快，胰液的分泌也随婴儿月龄的增长而增加。12个月大的婴儿胰腺外分泌部分生长迅速，质量达到12克。新生儿胰腺外分泌的酶类包括胰蛋白酶、糜蛋白酶、羧肽酶、脂肪酶、淀粉酶等，活性较低，约为成人的10%，所以婴儿不容易消化脂肪和蛋白质。其中，胰淀粉酶的活性在婴儿满1岁时才差不多达到成人水平，因此家长不要过早地在辅食中加入太多淀粉类食物。

（二）脑和神经系统

胎儿期最后3个月和出生后前2年是宝宝大脑发育的加速期。出生时，婴儿大脑重量380～400克；前6个月，婴儿的脑细胞数目持续增加；到6个月时，婴儿脑组织的重量就可以达到出生时的2倍；1周岁时，将达到800～1000克，接近成人脑重的67%。婴儿期后6个月，他们的脑发育以细胞体积增大及神经树突增多为主。婴儿脑发育时期是对营养要求最高的时期，也是智力发育的黄金时期，这个阶段应多补充富含DHA等神经发育所需的不饱和脂肪酸的食物。

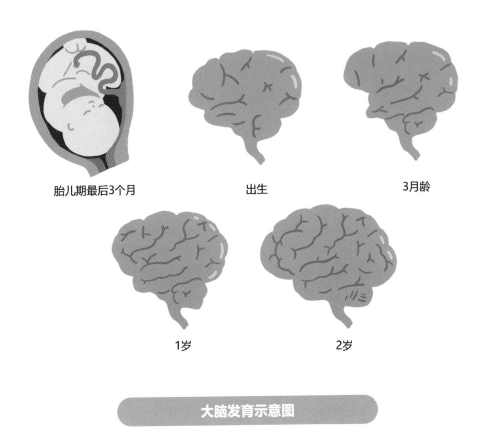

胎儿期最后3个月　　　　　出生　　　　　3月龄

1岁　　　　　2岁

大脑发育示意图

第二节　7大营养素需求与目标

婴儿生长发育速度较快，对能量和7大营养素的需求也高。家长需要关注婴儿对能量及各种营养素的摄入是否满足营养需要和目标，根据婴儿各个时期的生长发育特点，调整膳食比例和营养素的供给，为婴儿的健康成长提供充足的物质基础。

一、能量

婴儿所需能量与生长速度成正比，每增加1克新的体组织，需要4.4～5.7千卡的能量。《中国居民膳食营养素参考摄入量（2013版）》中建议，0～6月龄婴儿适宜摄入量为90千卡每千克体重每天；7～12月龄婴儿适宜摄入量为80千卡每千克体重每天。6月龄内，母乳喂养可以提供婴儿生长发育所需的全部能量。6月龄后的婴儿应继续母乳喂养，同时也可以开始适当地添加辅食来丰富婴儿的营养，这一阶段母乳仍能提供一半甚至更多的能量，辅食为婴儿提供所需能量的1/3至1/2。

二、7大营养素

（一）蛋白质

在婴儿发育期间，蛋白质不仅可以满足代谢的需求，还可以给各个组织、器官和细胞合成提供必需的原材料。婴儿正处于生长发育的旺盛时期，需要正氮平衡（即增加蛋白质的供给）来保证婴儿的正常生长发育。一般来说，婴儿月龄越小，生长越快，对蛋白质的需要量越多，一般以蛋白质供能占摄入总能量的15%为宜。6月龄前，母乳中的蛋白质可以满足婴儿的需求。《中国居民膳食营养素参考摄入量（2013版）》中建议，0～6月龄婴儿蛋白质适宜摄入量为9克每天；7～12月龄时，蛋白质平均需要量为15克每天，推荐摄入量为20克每天。6月龄后可以在辅食中添加富含蛋白质的食物，应保证优质蛋白质占总蛋白摄入量的一半，如鸡蛋、肉末、豆腐等。不建议家长给12月龄以内的婴儿直接饮用牛奶，因为牛奶中酪蛋白含量高，婴儿不易消化。

（二）脂肪

婴儿处于生长旺盛时期，对脂肪的需要量高于成人。脂肪不仅为婴儿生长提供能量，也是脂溶性维生素及必需脂肪酸的主要来源。各种不饱和脂肪酸的摄入对婴儿的生长发育、大脑及神经系统、髓鞘形成和视网膜的发育十分重要。《中国居民膳食营养素参考摄入量（2013版）》中建议，6月龄以内的婴儿脂肪适宜摄入量为总能量的48%，其中n–6多不饱和脂肪酸适宜摄入量应为总能量的7.3%，n–3多不饱和脂肪酸适宜摄入量应为总能量的0.87%；7～12月龄的婴儿脂肪适宜摄入量降低为总能量的40%，其中n–6多不饱和脂肪酸适宜摄入量应为总能量的6.0%，n–3多不饱和脂肪酸适宜摄入量应为总能量的0.66%。

（三）碳水化合物

碳水化合物是婴儿能量的主要来源，也是婴儿生长发育所必需的营养素之一。1岁以内尤其是6月龄内的婴儿，母乳中的乳糖是碳水化合物的主要来源。婴儿3月龄前能消化蔗糖、果糖、葡萄糖，但消化系统缺乏淀粉酶，不太容易消化淀粉。随着消化系统中淀粉酶活性的逐渐增强，4月龄后的婴儿对淀粉的消化能力有所提升。《中国居民膳食营养素参考摄入量（2013版）》建议，6月龄以内的婴儿碳水化合物适宜摄入量为60克每天，而7～12月龄为85克每天。这个碳水化合物可以是米粉、粥、碎面等，也可以是蒸好的山药、南瓜等。

（四）矿物质

婴儿生长发育过程中易缺乏的必需矿物元素有钙、铁、锌等，在一些地区，碘缺乏也比较常见。

钙： 新生儿体内的钙含量约占其体重的0.8 %。母乳中含钙量约为242毫克每升，以1天750毫升乳汁计算的话，母乳喂养可让婴儿每天摄入钙182毫克。母乳中的钙易吸收，因此，6月龄内纯母乳喂养的婴儿不易缺钙。6月龄后，婴儿添加辅食时可以适当选用含钙量较高的食物。

铁： 新生儿体内有300毫克左右的铁元素储备，能满足婴儿4～6月的铁需求。母乳中的铁含量低，但是其高吸收率能够满足婴儿对铁的需求。随着婴儿的生长发育，婴儿对铁的需求量也在增加。按照千克体重计算的话，婴儿对铁的需要量远高于成人。因此，婴儿添加的辅食首先应当是肉泥、肝泥、强化铁的婴儿米粉等富含铁的泥糊状食物。

锌： 锌元素在人体体内作为核酸、蛋白质代谢的辅酶发挥着重要的作用。新生儿体内有一定的锌元素储备。母乳中锌含量相对不足，纯母乳喂养的婴儿前几个月内不太会出现锌缺乏的现象，但4～5月龄后随着体内的锌储备被用完，就需要从膳食中补充。婴儿缺锌时会出现生长发育迟缓、脑发育受损等。在婴儿辅食中添加肝泥、蛋黄及一些海产品等可以补充锌元素。

（五）维生素

母乳中的维生素一般能够满足婴儿的需要，只要妈妈的膳食均衡，乳汁充足，婴儿一般不会出现维生素缺乏的症状。6月龄以内纯母乳喂养的婴儿一般不会缺乏维生素A，7～12个月的婴儿可以在母乳喂养的基础上通过辅食补充维生素A。比如，添加富含维生素A的动物肝脏和蛋黄等动物性食品，或者添加一些富含胡萝卜素的食物，如绿叶蔬菜、胡萝卜、西蓝花等。维生素D的补充也需注意，母乳中维生素D含量非常低，纯母乳喂养难以满足婴儿对维生素D的需求，建议婴儿多晒太阳或补充维生素D，以促进骨骼和牙齿的形成。此外，新生儿尤其是早产儿和低出生体重儿的维生素E水平很低，容易出现维生素E缺乏，而引起溶血性贫血、血小板增加等，故出生后的前1~2周应注意额外补充维生素E。纯母乳喂养的婴儿较易出现维生素K缺乏，新生儿体内没有维生素K储备，母乳中的维生素K含量也很低。此外，新生儿肠道菌群尚未建立，无法通过肠道菌群合成，因此新生儿出生初期要补充维生素K。

（六）膳食纤维

0~6岁的儿童可以从母乳中的低聚糖获得膳食纤维，当婴儿开始添加辅食后，可以逐渐引入含有少量膳食纤维的食物，如煮熟的胡萝卜泥、豌豆泥、苹果泥等。这些食物中含有的纤维可帮助促进婴儿的肠道蠕动，预防便秘，但是应该注意逐渐引入，并且在添加过程中要注意观察婴儿的反应和消化情况。

（七）水

婴儿对水的需求非常重要，水是组成婴儿身体最重要的成分之一，需水量较成人高很多。6月龄内的婴儿可以从母乳中获得足够的水分，可以满足婴儿日常的水分需求，不需要额外添加水。在婴儿开始添加辅食后，辅食中的水分也是水的重要来源，7~12月龄的婴儿每天水的需求量约900毫升（含母乳、辅食中的水、白开水等），但其饮水量也受辅食中钠摄入量、蛋白质摄入量的影响，对于人工喂养的婴儿，应适量增加水摄入量。

第三节　5大类食物的选择与搭配

一、5大类食物的选择

（一）谷薯杂豆类

谷薯杂豆类富含淀粉这种碳水化合物，是我们能量的主要来源，也就是我们常说的"主食"，同时也是B族维生素的重要来源。谷类食物主要包括小麦、大米、玉米、小米及高粱等，薯类包括马铃薯、红薯、山药、芋头等，杂豆类主要包括红小豆、绿豆、芸豆和花豆等。

对于6～12月龄的婴儿来说，推荐的主食摄入顺序是米粉糊、稠粥、碎面、软米饭，尤其是米粉糊，适口性好、冲调方便且不容易引起过敏，可作为婴儿的第一口辅食。土豆、红薯、山药、玉米等也可以适当替代部分精白米面给婴儿作为辅食。

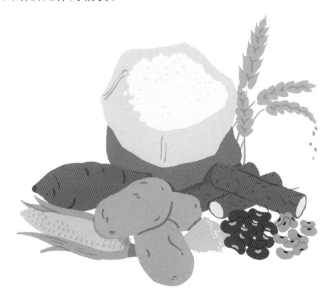

（二）蔬菜、水果类

蔬菜和水果是我们日常饮食中不可缺少的食物，富含膳食纤维，为身体提供必需的维生素、矿物质等营养物质。婴儿刚开始添加辅食时，推荐从常见的大众果蔬开始尝试，比如蔬菜中的胡萝卜、白菜、芹菜、西蓝花、番茄等，水果中的苹果、香蕉、梨等，这些食物做法简单，不会引起婴儿的不良反应。

应当注意的是，婴儿不宜喝果汁，与整个水果相比，鲜榨果汁、100%纯果汁中的果糖和蔗糖等糖含量过高，膳食纤维含量少，其营养价值不如整个水果。推荐6月龄前的婴儿不额外添加纯果汁或稀释果汁；7～12月龄的婴儿最好食用果泥和小果粒，可少量饮用纯果汁，但应稀释后再喝；1岁之后的宝宝可摄入少量的果汁。

（三）畜禽肉蛋类及水产品

畜禽肉类是指畜、禽的肌肉及其内脏等动物性食品。肉类蛋白质丰富且质优，其氨基酸以必需氨基酸为主，除了蛋白质外，还提供丰富的微量元素，如铁、锌和维生素B_{12}及维生素A，其中以肝脏中含量最丰富，这些营养素都是难以从素食中得到的。一些常见的畜禽肉如鸡肉、猪肉、牛肉等都可以作为婴儿辅食，推荐鸡胸肉、鸡（猪、牛）腿肉、猪（牛）里脊等口感更嫩、脂肪含量较少的肉类。

蛋类富含优质蛋白质，蛋黄中还富含卵磷脂、固醇类，以及钙、磷、铁、维生素A、维生素D等营养成分，对人体健康十分有益，也是婴儿生长发育过程中所必需的。推荐婴儿从1/8个蛋黄开始尝试，逐渐过渡到1/4个蛋黄、1/2个蛋黄、整个蛋黄、全蛋。可将蛋黄制成蛋黄泥或添加到米粉糊中让婴儿食用。需要注意的是，若宝宝在吃鸡蛋后出现了过敏反应，要及时停止，等症状消失后再次尝试，若症状严重则应及时就医。

水产品中也含有优质蛋白以及重要的多不饱和脂肪酸，如DHA、EPA（二十碳五烯酸）可促进婴儿大脑和视网膜的发育。7月龄以上的婴儿在适应畜禽肉类的基础上，可尝试鱼、虾等水产品，同样也要注意观察婴儿有无过敏反应。

（四）奶、大豆和坚果类

奶中含有丰富的优质蛋白质、脂肪、乳糖、矿物质、维生素，在婴儿的生长发育及机体健康方面发挥着重要作用。婴儿出生后的6个月内，母乳是满足其所有营养需求的唯一食物来源，对于6～12月龄的婴儿来说，母乳仍然是重要的营养来源，母乳不足时可以选择合适的配方奶进行补充。普通鲜牛奶、酸奶、低钠奶酪等乳制品的蛋白质和矿物质含量远高于母乳，可能会增加婴幼儿肾脏负担，不宜喂给1岁以内的婴儿。

大豆富含优质蛋白质及钙、磷、铁等多种营养素，7月龄以上的婴儿可尝试少量豆制品，尤其是口感嫩滑、易于消化的豆腐，可以和多种蔬菜、蛋、肉类搭配。豆皮、豆干等豆制品不易消化且较难咀嚼，不推荐1岁以内的婴儿食用。

坚果含有丰富的不饱和脂肪酸、维生素和矿物质。1岁以内的婴儿咀嚼能力和吞咽能力较差，不推荐食用整颗坚果和坚果碎，可在其辅食中适当添加几滴核桃油，或者将坚果打成泥状、磨成粉，加在婴儿的饭菜中。

（五）烹调油和盐

烹调油包括各种动植物油。其中，植物油如花生油、大豆油、菜籽油、葵花籽油、亚麻籽油等，动物油如猪油、牛油、黄油等。动物油的饱和脂肪酸比例较高，且含有较多的胆固醇，不推荐过多添加到婴儿的辅食中。6月龄婴儿的辅食中基本不需要额外添加油。7～12月龄婴儿的辅食中可适当添加亚麻籽油、核桃油、橄榄油，要注意每天的油类摄入量不应超过10克。

婴儿的味觉、嗅觉还在形成过程中，家长不应以自己的口味来评判，可以通过不同食材的搭配来增进口味，保持食物本味。另外，婴儿的肾脏功能尚未健全，高盐高糖饮食会加重肾脏负担，影响其正常发育，因此尽量不额外添加糖、盐等调味品，也要避免给婴儿吃腌制和糖渍类的食物，至其1岁以后可以逐渐尝试淡口味的家庭膳食。

二、搭配与添加要点

（一）添加辅食要注意循序渐进和过渡

婴儿6个月时，可以开始尝试给其引入辅食。在食物的选择上要优先考虑适口性好、清淡、好消化的，并且食物的搭配也应做到多样化。在辅食的添加过程中要注意种类和食物性状的循序渐进，让婴儿逐渐适应。

6月龄是辅食添加初期，要注意循序渐进和营养搭配。6月龄后，婴儿需要从辅食中获得铁，以免发生缺铁性贫血，可以选择强化铁米粉、肉泥、动物肝泥等作为婴儿的补铁辅食。在这个阶段，婴儿的食物仍以母乳或配方奶为主，除了米粉糊外，还可以给婴儿吃一些蛋黄泥、谷物泥（土豆、山药）、肉泥（猪肉、肝脏）、蔬菜泥（胡萝卜、西蓝花、菠菜、白菜、番茄）、水果泥（苹果、香蕉），以泥状食物为主，让婴儿逐渐适应。

7~9月龄是辅食添加中期，可以将喂奶加辅食的模式逐渐过渡到让辅食单独成为一餐，并且这时婴儿已经有了一定的咀嚼能力，辅食也可以由泥状逐渐过渡到稠厚带有小颗粒的泥糊状、碎末状、小丁状的食物。循序渐进地改变食物的质地和大小，能够促进婴儿的咀嚼能力和牙齿的生长。

9月龄时，可以引入手指食物，锻炼婴儿的抓握能力、眼手协调能力，还能增加婴儿对食物的兴趣。用作手指食物的食材可以从较为软烂的香蕉条、红薯条、胡萝卜条过渡到稍微有点嚼劲的苹果条、西蓝花条、三文鱼条等。

10~12月龄是辅食添加的末期，婴儿能食用更加复杂的食物。在这个阶段，婴儿的食量越来越大，能吃的食物种类越来越多，辅食质地也可以更加粗糙些，如颗粒状、小块状、软的条状、片状等。在食物种类上应继续丰富，要适量增加谷薯杂豆类的主食，保证能量摄入，并且每餐搭配均衡，尽量保证每餐有1种谷薯杂豆类、1~2种蔬菜类、1种肉类。手指食物也可以过渡到耐嚼的面包片、虾仁、鸡肉块等。

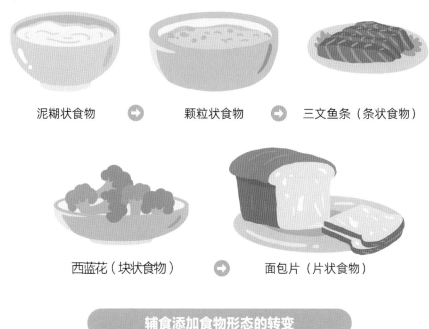

泥糊状食物 ➡ 颗粒状食物 ➡ 三文鱼条（条状食物）

西蓝花（块状食物） ➡ 面包片（片状食物）

辅食添加食物形态的转变

（二）辅食添加向多样化转变

婴儿的主食除了米粉糊外，还可以尝试粥、碎面等更具口感的谷类。应尽量让婴儿多尝试不同口味和质地的肉、菜、水果等食物。等宝宝适应多种食物后，就可以给宝宝吃用多种食物制作成的美味辅食了。并且在这一阶段，婴儿的生长发育迅速，要多补充优质蛋白质，要逐渐增加肉类、水产类和蛋类食物的摄入。

（三）婴儿出现食物过敏时的做法

在给婴儿引入新的食物时应特别注意观察是否有食物过敏现象。如在尝试某种新的食物的1～2天内出现呕吐、腹泻、湿疹等不良反应，须及时停止喂养，待症状消失后再从小量开始尝试；如仍然出现同样的不良反应，应尽快咨询医师，确认是否食物过敏。对于婴儿偶尔出现的呕吐、腹泻、湿疹等不良反应，不能确定与新引入的食物相关时，不能简单地认为婴儿不适应此种食物而不再添加。婴儿患病时也应暂停引入新的食物，已经适应的食物可以继续喂养。

（四）烹饪方法要优选

在制作辅食时应当注意，辅食烹饪最重要的是要将食物煮熟、煮透，同时尽量保持食物中的营养成分和原有口味，并使食物质地能适合婴儿的进食能力。辅食烹饪方法宜多采用蒸、煮，不用煎、炸。

第四节　1日3餐膳食推荐

对于出生后最初6月龄的婴儿，母乳是最理想的天然食品，所需要的能量和全部营养素来自母乳，按需每天喂奶6～8次以上，可在医生的指导下，少量补充维生素D或鱼肝油等营养品。

6月龄之后，随着辅食的添加，来自母乳的能量和营养素所占的比例逐渐降低，而来自辅食的能量和营养素逐渐增加。7～12月龄时，可达到如下种类和数量：谷类20～75克，蔬菜类和水果类各25～100克，蛋黄或鸡蛋1个，鱼禽畜肉25～75克，油0～10克，母乳500～700毫升。

婴儿每天或每周都需要摄入充足的各类营养素，以促进身体全面发育。6月龄后，婴幼儿所需营养素及其主要食物来源可参考表2-1。

表2-1　6月龄后婴幼儿所需营养素及其主要食物来源

营养素	膳食来源
蛋白质	肉类（畜、禽、鱼）、蛋、动物肝、乳类、大豆、坚果、谷类、薯类
脂肪	动物油、植物油、奶油、蛋黄、肉类、鱼类
碳水化合物	米面食品、乳类、谷类、豆类、水果、蔬菜
维生素 A	动物肝、乳类、绿色及黄色蔬菜、黄色水果
维生素 D	海鱼、动物肝、蛋黄、奶油
维生素 E	油料种子、植物油
维生素 B_1	动物内脏、肉、豆、花生
维生素 B_2	动物肝、肾、心脏、乳类、蛋
维生素 B_6	豆、肉、肝、鱼
维生素 C	新鲜蔬菜、水果
叶酸	动物肝、肾、蛋、绿色蔬菜、花菜、酵母
钙	乳及其制品、海产品、豆类
铁	动物肝、动物全血、肉、蛋
碘	海产品、海盐
锌	牡蛎、动物肝、肉、蛋
硒	动物肝、肾、肉类、海产品

资料来源：婴幼儿喂养与营养指南，中国妇幼健康研究，2019，30（04）：392-417。

第五节 均衡膳食的实例应用

在婴儿的日常膳食中，要注意做到按时按需进食，让婴儿逐渐适应各种食物。要注重食物的多样化及粗细搭配、荤素搭配以实现均衡营养，满足婴儿对于营养的需求，更好地为婴儿的健康成长助力。

一、6月龄婴儿

6月龄婴儿的饮食中仍然以母乳或配方奶为主，并逐渐加入一些泥糊类的辅食。

（一）食谱推荐

表2-2所示食谱就是基于均衡膳食法则及6月龄婴儿的生长发育特点和营养需要为该年龄段婴儿制作的一周的带量食谱。

（二）食谱解析

6月龄婴儿每天的能量需要量约为630千卡，表2-2中7日食谱提供的能量在630千卡左右，可以满足婴儿对于能量的需要。6月龄是婴儿添加辅食的初期，应从好消化的泥糊状食物开始。建议婴儿的第一口辅食选择补铁米粉，保证能量的同时还能补铁，然后逐渐尝试蛋黄泥、肉泥、菜泥等，循序渐进，适应不同种类的食物。在此期间，婴儿的能量来源仍然要以母乳为主。

表2-2 6月龄婴儿的7日食谱

天数	7:00 第一次奶	10:00 第二次奶	12:00 第一餐	15:00 第三次奶	18:00 第二餐	21:00 第四次奶	夜间 第五次奶
第一天	母乳/配方奶(200毫升)	母乳/配方奶(150毫升)	米粉糊(米粉10克)+猪肝泥(猪肝15克)	母乳/配方奶(200毫升)	米粉糊(米粉10克)	母乳/配方奶(150毫升)	母乳/配方奶(150毫升)
第二天	母乳/配方奶(200毫升)	母乳/配方奶(150毫升)	猪肉米粉糊(猪肉10克,米粉15克)	母乳/配方奶(200毫升)	苹果泥(苹果10克)+土豆泥(土豆15克)	母乳/配方奶(150毫升)	母乳/配方奶(150毫升)
第三天	母乳/配方奶(200毫升)	母乳/配方奶(150毫升)	米粉糊(米粉15克)+蛋黄泥(蛋黄10克)	母乳/配方奶(200毫升)	胡萝卜泥(胡萝卜30克)	母乳/配方奶(150毫升)	母乳/配方奶(150毫升)
第四天	母乳/配方奶(200毫升)	母乳/配方奶(150毫升)	西蓝花肉泥(西蓝花15克,猪肉10克)	母乳/配方奶(200毫升)	米粉糊(米粉20克)	母乳/配方奶(150毫升)	母乳/配方奶(150毫升)
第五天	母乳/配方奶(200毫升)	母乳/配方奶(150毫升)	米粉糊(米粉20克)	母乳/配方奶(200毫升)	胡萝卜蛋黄泥*(胡萝卜15克,蛋黄10克)	母乳/配方奶(150毫升)	母乳/配方奶(150毫升)
第六天	母乳/配方奶(200毫升)	母乳/配方奶(150毫升)	猪肉土豆泥(猪肉10克,土豆15克)	母乳/配方奶(200毫升)	米粉糊(米粉20克)	母乳/配方奶(150毫升)	母乳/配方奶(150毫升)
第七天	母乳/配方奶(200毫升)	母乳/配方奶(150毫升)	米粉糊(米粉15克)+蛋黄泥*(蛋黄10克)	母乳/配方奶(200毫升)	南瓜泥(南瓜20克)	母乳/配方奶(150毫升)	母乳/配方奶(150毫升)

注:1. 鼓励母乳喂养,条件不允许的情况下可选择配方奶。婴儿的辅食添加需要有一个适应的过程,要遵循由少到多、由细到粗,由稀到稠,由一种到多种的原则进行辅食添加,让婴儿逐步渐进地接受辅食。辅食每一餐或两餐都可以。

2. 母乳中维生素D含量较低,建议纯母乳喂养的婴儿口服维生素D补充剂。有条件的话也可以让婴儿通过晒太阳获得维生素D。

3. 6月龄婴儿吃辅食的时间最好控制在30~40分钟,有益于婴儿之后养成良好的进食习惯。

* 鸡蛋为潜在过敏原,要注意观察婴儿进食后的反应。

（三）典型食物制作方法

6月龄婴儿的辅食以泥糊状食物为主，在此提供6种泥糊状辅食的制作方法。

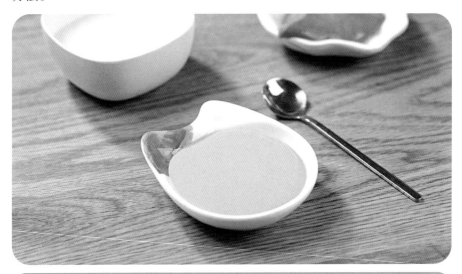

猪肝泥

配料：猪肝15克，姜片。

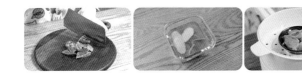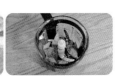

做法：

◆ 猪肝冲洗干净，用清水浸泡30分钟（可放姜片去腥）。

◆ 把脂肪、血管等杂质去除。

◆ 将处理好的猪肝放入锅中蒸15分钟，蒸好后晾至微凉。

◆ 放入料理机（可根据实际情况加入适量温开水），打成糊状即可。

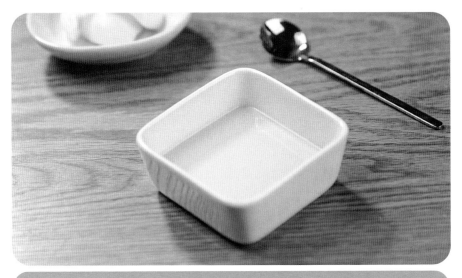

蛋黄泥

食材：蛋黄10克。

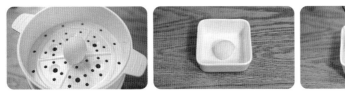 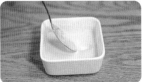

做法：

◆ 鸡蛋洗净放入锅中煮熟，无溏心。

◆ 煮熟的鸡蛋剥壳，取出蛋黄。

◆ 蛋黄捣碎成泥，加少量水，搅成细腻的蛋黄泥。

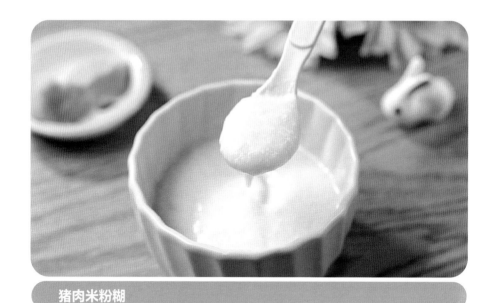

猪肉米粉糊

食材：猪肉10克，米粉15克。

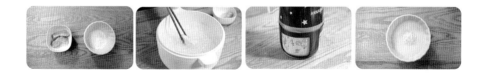

做法：

◆ 米粉中加入烧开后降温到40～60℃的水，大约70毫升，搅拌至没有干粉，静置两分钟。

◆ 猪肉切成小块，放入热水中煮熟。

◆ 煮熟的猪肉放入料理机打碎，加少许水，制成细腻的肉泥。

◆ 将猪肉泥放入调好的米粉糊中，搅拌均匀即可。

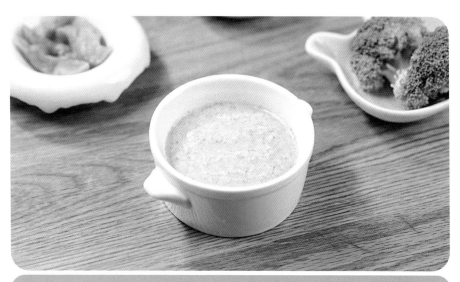

西蓝花肉泥

食材： 西蓝花15克，猪肉10克，几片柠檬片。

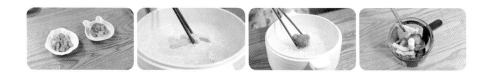

做法：

◆ 猪肉去筋膜切片，加入柠檬片去腥。

◆ 西蓝花加入少量面粉泡20分钟，然后进行清洗。

◆ 肉片和西蓝花分别下锅煮熟后捞出。

◆ 猪肉和西蓝花加入料理机，搅打成泥。

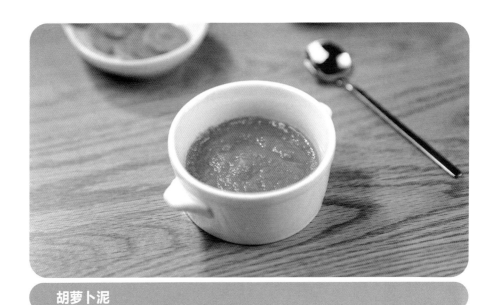

胡萝卜泥

食材： 胡萝卜30克，食用油少许。

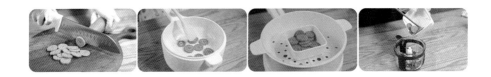

做法：

◆ 胡萝卜去皮，切片（切片更容易蒸熟）。

◆ 放少许油，翻炒一下。

◆ 冷水上锅蒸10分钟（筷子可轻松穿透即可）。

◆ 放入料理机，加入适量温水打成泥。

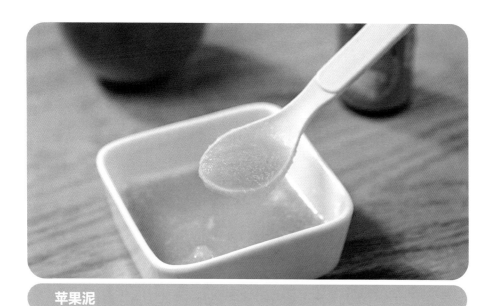

苹果泥

食材：苹果10克。

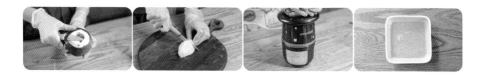

做法：

◆ 苹果洗净，削去外皮。

◆ 去掉苹果核，将苹果切瓣、切块。

◆ 将苹果块放入料理机，打成细腻的苹果泥。

二、7~9月龄婴儿

7~9月龄婴儿的饮食应以母乳或配方奶为主，并逐渐加入一些泥糊类的辅食。

（一）食谱推荐

表2-3中所示食谱就是基于均衡膳食法则，为该年龄段婴儿制作的一周的带量食谱。

（二）食谱解析

7~9月龄婴儿每天的能量需要量为700~800千卡，表2-3中7日食谱提供的能量在750千卡左右，可以满足婴儿对于能量的需要。7~9月龄的婴儿容易出现便秘，在本食谱设计中添加了胡萝卜、南瓜、西蓝花等富含膳食纤维的食物，可以有效预防婴儿便秘；婴儿对矿物质铁的需求增加，因此，在该阶段的食谱中添加了猪肉、牛肉、肝脏等血红素铁含量高的食物，可以有效地预防婴儿缺铁的发生。此外，为了实现食物多样化，本食谱中所添加的辅食实现了不重样，每周摄入的食物种类达25种以上。

（三）典型食物制作方法

7~9月龄婴儿的食物以泥糊类、软粥和碎面为主，在此提供6种典型食物的制作方法及步骤。

表2-3 7~9月龄婴儿的7日食谱

天数	7：00 第一次奶	10：00 第二次奶	12：00 第一餐	15：00 加餐＋第三次奶	18：00 第二餐	21：00 第四次奶
第一天	母乳/配方奶（200毫升）	母乳/配方奶（200毫升）	蛋黄胡萝卜泥*（蛋黄15克，胡萝卜40克）+米粉（20克）	苹果泥（苹果35克）+母乳/配方奶（150毫升）	南瓜瘦肉粥（南瓜25克，瘦肉25克，大米20克）	母乳/配方奶（150毫升）
第二天	母乳/配方奶（200毫升）	母乳/配方奶（200毫升）	鳕鱼南瓜蛋黄泥*（鳕鱼10克，南瓜25克，蛋黄15克）+米粉（20克）	雪梨牛油果泥*（雪梨25克，牛油果15克）+母乳/配方奶（150毫升）	芹菜鸡肉碎面*（芹菜30克，鸡肉15克，碎面25克）	母乳/配方奶（150毫升）
第三天	母乳/配方奶（200毫升）	母乳/配方奶（200毫升）	山药猪肉青菜粥（山药20克，猪肉25克，青菜20克，大米20克）	草莓泥（草莓35克）+母乳/配方奶（150毫升）	杂蔬鸡蛋碎面*（西蓝花15克，玉米10克，鸡蛋20克，碎面25克）	母乳/配方奶（150毫升）
第四天	母乳/配方奶（200毫升）	母乳/配方奶（200毫升）	菠菜肉末蛋羹*（菠菜30克，肉末20克，鸡蛋20克）+小米粥（小米20克）	火龙果泥（火龙果35克）+母乳/配方奶（150毫升）	猪肝土豆泥（土豆20克，猪肝10克）+青菜粥（青菜40克，大米25克）	母乳/配方奶（150毫升）
第五天	母乳/配方奶（200毫升）	母乳/配方奶（200毫升）	菜花鳕鱼碎面*（鳕鱼20克，菜花20克，碎面25克）	香蕉泥（香蕉35克）+母乳/配方奶（150毫升）	蛋黄豆腐羹*（豆腐30克，蛋黄20克）	母乳/配方奶（150毫升）
第六天	母乳/配方奶（200毫升）	母乳/配方奶（200毫升）	番茄牛肉米粉糊（番茄30克，牛肉15克，米粉20克）	苹果泥（苹果35克）+母乳/配方奶（150毫升）	胡萝卜猪肝蛋黄泥*（胡萝卜40克，猪肝10克，蛋黄15克）+米粉（20克）	母乳/配方奶（150毫升）
第七天	母乳/配方奶（200毫升）	母乳/配方奶（200毫升）	白菜土豆虾泥*（白菜25克，土豆20克，虾25克）+米粉（20克）	猕猴桃泥（猕猴桃35克）+母乳/配方奶（150毫升）	蔬菜蛋花粥*（莜麦菜15克，胡萝卜20克，鸡蛋20克，大米20克）	母乳/配方奶（150毫升）

注：1. 鼓励母乳喂养，条件不允许的情况下可选择配方奶。夜间可能还需要母乳喂养1~2次。

2. 7~9月龄的婴儿仍需要注意补充维生素D，让婴儿适当晒晒太阳也可以达到补充维生素D的效果。

3. 这个阶段应当培养婴儿自主进食兴趣，同时，控制每一餐的时间，尽量在30分钟以内。

*鸡蛋、鱼、虾、面（小麦粉）、豆腐，均为潜在过敏原，要注意观察婴儿进食后的状态。

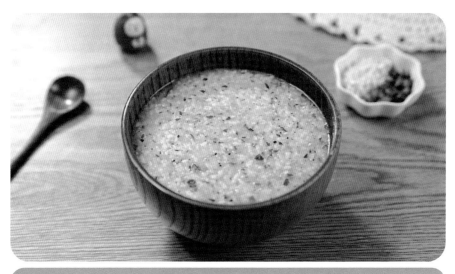

山药猪肉青菜粥

食材： 山药20克，猪肉25克，青菜20克，大米20克，姜片少许。

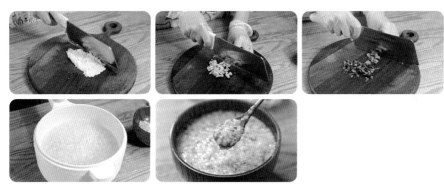

做法：

◆ 山药洗净去皮，切成小粒。

◆ 猪肉和姜片放入水中，煮开捞出，切成小粒。

◆ 青菜洗净，切成青菜碎。

◆ 大米洗净，加水煮成粥，再加入山药粒、猪肉粒和青菜碎，搅拌均匀，煮10分钟即可。

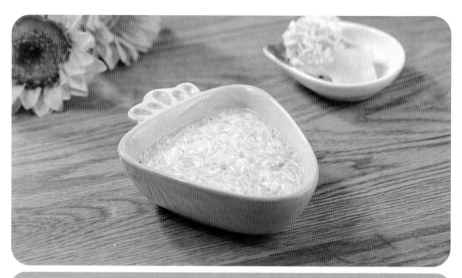

菜花鳕鱼碎面

食材： 菜花35克，鳕鱼20克，碎面25克，姜片少许。

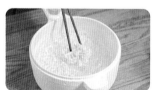 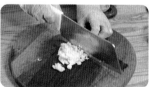 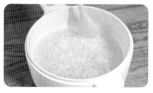

做法：

◆ 菜花清洗后焯水断生，切成碎末。

◆ 鳕鱼和姜片放入水中煮熟，捞出鳕鱼切成碎末。

◆ 水开后下碎面煮熟，再将菜花末和鳕鱼末倒入锅中，煮1分钟即可。

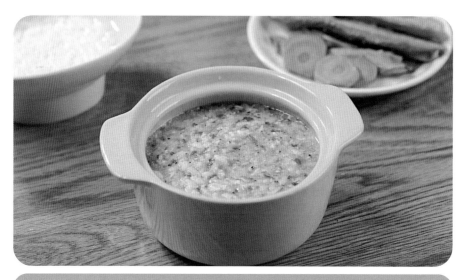

蔬菜蛋花粥

食材： 莜麦菜15克，胡萝卜20克，蛋黄25克，大米20克，调味粉适量。

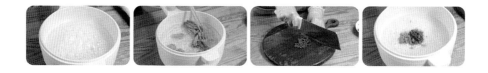

做法：

◆ 大米提前浸泡，锅中加入适量水熬煮大米；蛋黄打散，调成蛋黄液。

◆ 胡萝卜和莜麦菜焯水，切碎。

◆ 粥煮至黏稠，放入蛋黄液。

◆ 放入胡萝卜碎和莜麦菜碎，搅拌1分钟即可。

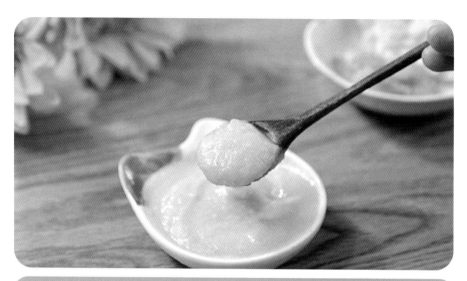

白菜土豆虾泥

食材： 白菜25克，土豆20克，虾25克。

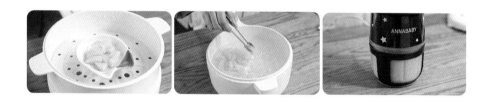

做法：

◆ 土豆切块，上锅蒸熟。

◆ 白菜洗净，虾去壳、去虾线，煮熟。

◆ 白菜、土豆、虾仁放入料理机，加适量温开水搅打成泥。

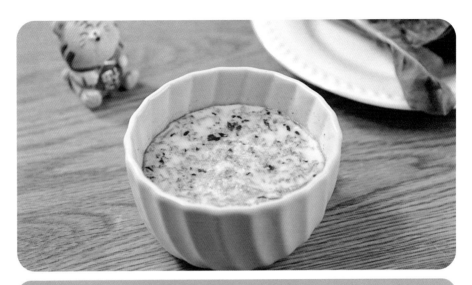

菠菜肉末蛋羹

食材：菠菜30克，瘦肉20克，鸡蛋20克，温开水适量。

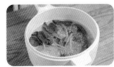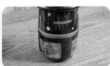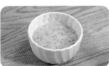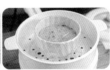

做法：

◆ 菠菜、猪肉依次焯水。

◆ 菠菜和猪肉用辅食机打成泥。

◆ 鸡蛋打散，倒入60毫升温开水，搅拌均匀。

◆ 所有食材混合后搅拌均匀，盖上保鲜膜，用牙签扎孔后上锅蒸15分钟即可。

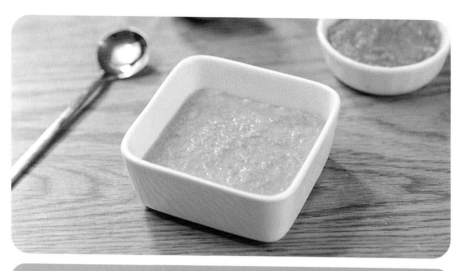

蛋黄胡萝卜泥

食材：蛋黄15克，胡萝卜40克。

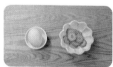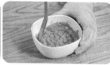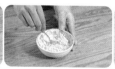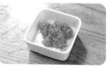

做法：

◆ 胡萝卜洗净去皮，切块蒸熟，捣成泥状。

◆ 鸡蛋煮熟后将蛋黄取出，加半勺凉开水捣成泥。

◆ 将二者搅拌混匀即可。

三、10～12月龄婴儿

10～12月龄婴儿的辅食应当更加丰富多样，母乳则应逐渐减少并戒掉夜间喂奶，同时，辅食的食物种类和做法也应朝着家庭饮食靠近。

（一）食谱推荐

表2-4所示食谱就是基于均衡膳食法则为该年龄段婴儿制作的一周的带量食谱。

表2-4 10~12月龄婴儿的7日食谱

天数	7:00 第一餐	10:00 第一次奶	12:00 第二餐	15:00 加餐+第二次奶	18:00 第三餐	21:00 第三次奶
第一天	母乳/配方奶（100毫升）+土豆胡萝卜鸡蛋饼（土豆20克，胡萝卜20克，鸡蛋25克，面粉25克）	母乳/配方奶（150毫升）	彩椒炒猪肝（彩椒35克，猪肝25克）+青菜烂面（青菜15克，面条20克）	母乳/配方奶（150毫升）+火龙果块（火龙果60克）	肉末鸡蛋豆腐羹（猪肉30克，鸡蛋25克，肉豆腐70克）	母乳/配方奶（200毫升）
第二天	小米南瓜粥（小米10克，南瓜20克，大米10克）+奶香小饼干（10克）	母乳/配方奶（200毫升）	番茄牛肉焖饭（番茄50克，牛肉30克，米饭40克）	母乳/配方奶（200毫升）+苹果条（苹果40克）+梨块20克	杂蔬肉蛋汤（西蓝花10克，油菜10克，胡萝卜10克，鸡蛋50克，瘦肉20克）	母乳/配方奶（200毫升）
第三天	母乳/配方奶（100毫升）+蒸蛋羹（鸡蛋40克）	母乳/配方奶（150毫升）	牛肉燕麦粥（牛肉25克，燕麦20克）+清炒时蔬（西葫芦15克，杏鲍菇15克，木耳15克）	母乳/配方奶（150毫升）+小番茄（40克）+牛油果泥（牛油果20克）	西蓝花鸡肉面（西蓝花35克，鸡胸肉30克，面条30克，土豆10克）	母乳/配方奶（200毫升）
第四天	山药肉末粥（山药10克，猪肉10克，大米20克）+白煮蛋（鸡蛋40克）	母乳/配方奶（200毫升）	鳕鱼南瓜粥（鳕鱼20克，南瓜20克，大米20克）	母乳/配方奶（200毫升）+香蕉条（香蕉40克）+提子（去籽）20克	肉丝蔬菜面（猪肉15克，菠菜20克，番茄20克，面条20克）	母乳/配方奶（200毫升）
第五天	母乳/配方奶（100毫升）+菠菜鸡蛋饼（菠菜20克，鸡蛋35克，面条20克）	母乳/配方奶（150毫升）	芦笋炒肉（芦笋50克，猪肉30克）+烂面片（面片20克）	母乳/配方奶（150毫升）+草莓块（草莓40克）+蓝莓20克	猪肝番茄粥（猪肝25克，番茄20克，大米20克）	母乳/配方奶（200毫升）
第六天	虾仁蛋羹（虾仁15克，鸡蛋35克）+面包块（面包20克）	母乳/配方奶（200毫升）	洋葱炒牛肉（洋葱15克，牛肉35克）+土豆泥（土豆20克）	母乳/配方奶（200毫升）+苹果块（苹果40克）+樱桃（去核）20克	鸡丁冬瓜面（鸡肉30克，冬瓜50克，面条40克）	母乳/配方奶（200毫升）
第七天	母乳/配方奶（100毫升）+玉米鸡蛋饼（玉米10克，鸡蛋35克，面粉10克）	母乳/配方奶（150毫升）	香菇鸡肉蔬菜饭（香菇20克，鸡肉30克，菜心20克，大米15克）	母乳/配方奶（150毫升）+小番茄（小番茄40克，橙子20克）	白菜鱼丸疙瘩汤（白菜50克，鳕鱼30克，面粉40克，蛋清20克）	母乳/配方奶（200毫升）

注：1. 10~12月龄的婴儿每天需要适量添加亚麻籽油和核桃油，不超过10克，不建议过早添加盐。

2. 在辅食添加过程中需要注意食物过敏问题，逐渐缓慢地添加新鲜的食物，该食谱中的过敏原包括鸡蛋、虾、牛奶、花生、坚果、豆类和鱼。

3. 纯母乳喂养的婴儿在这个月龄时一般需要额外补充维生素D。

4. 进餐时间约30分钟以内为宜，提倡回应式喂养。

（二）食谱解析

　　10～12月龄婴儿每天的能量需要量为850～950千卡，表2-4中7日食谱提供的能量在890千卡左右，可以满足婴儿对于能量的需要。10～12月龄的婴儿可以吃的食物种类和花样更多了，在此期间要注意逐渐减少母乳或配方奶的摄入，给婴儿尝试更多的食物种类，并且食物状态也应逐渐从泥糊、颗粒状过渡到软的条状、块状。在摄入足够能量的同时，也要给婴儿吃足够的蔬菜和肉类。

（三）典型食物制作方法

　　10～12月龄婴儿的食物以较软烂的面、粥、汤羹、糕饼为主，在此提供9种典型食物的制作方法及步骤。

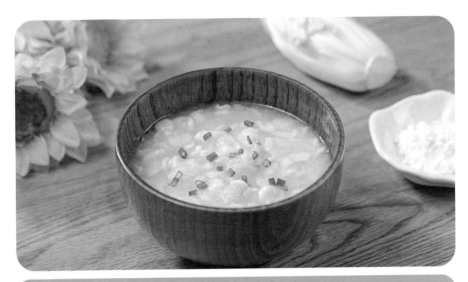

白菜鱼丸疙瘩汤

食材：白菜50克，鳕鱼30克，面粉40克，蛋清10克，淀粉适量。

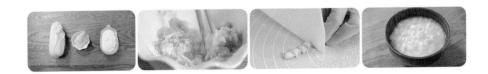

做法：

◆ 白菜洗净，焯水断生，沥干水分后切碎备用。

◆ 鳕鱼放入料理机中打成鱼糜，加入白菜、蛋清、适量淀粉，搅拌上劲。

◆ 面粉加水揉成面团，醒发15分钟后揉匀，搓成长条，切成小粒并按扁，制成面疙瘩片。

◆ 面疙瘩片放入沸水中煮熟，将鱼肉泥制成小丸子下入锅中，煮至浮起，再煮3分钟即可。

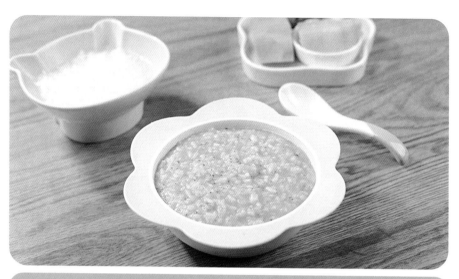

鳕鱼南瓜粥

食材：鳕鱼20克，南瓜30克，西蓝花20克，大米20克，柠檬片2片。

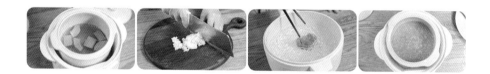

做法：

◆ 大米和南瓜一起加入炖盅，煮一个半小时。

◆ 鳕鱼加柠檬片腌制10分钟去腥，上锅蒸10分钟，捣碎，检查鱼刺。

◆ 西蓝花水开下锅，不盖盖子煮5分钟，剁碎。

◆ 把西蓝花与鳕鱼碎加入炖大米和南瓜的炖盅，出锅前将南瓜压烂。

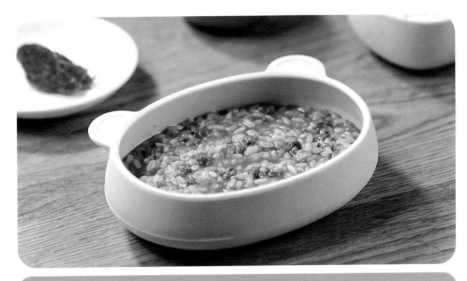

番茄牛肉烩饭

食材： 番茄50克，牛肉30克，米饭40克。

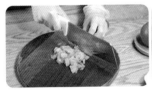 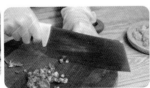 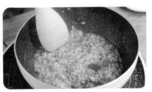

做法：

◆ 番茄洗净去皮，切成小块备用。

◆ 牛肉切小丁备用。

◆ 锅中加入少许油，放入牛肉丁炒熟，再加入番茄和米饭，翻拌均匀，小火焖10分钟即可。

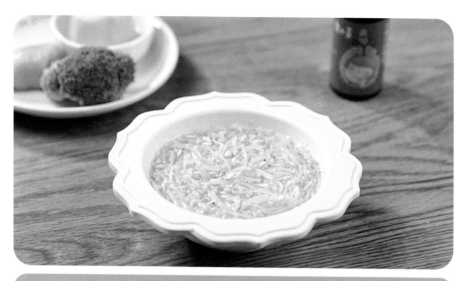

西蓝花鸡肉面

食材： 西蓝花35克，鸡胸肉30克，面条（可用碎碎面）30克，土豆10克，姜片少许。

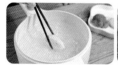 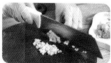 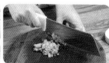 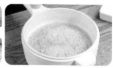

做法：

◆ 鸡胸肉加姜焯水打碎成泥，土豆剁碎，西蓝花焯水切碎。

◆ 水开加土豆碎、鸡肉泥，煮2分钟。

◆ 倒入碎碎面，煮4分钟。

◆ 倒入西蓝花碎，煮2分钟，出锅。

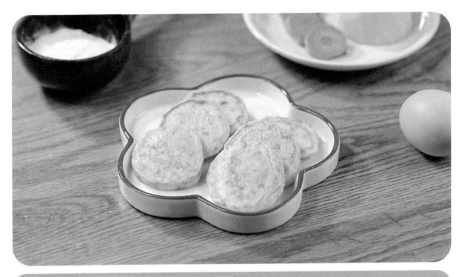

土豆胡萝卜鸡蛋饼

食材： 土豆20克，胡萝卜20克，鸡蛋25克，面粉25克。

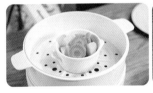 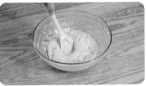 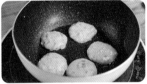

做法：

◆ 土豆和胡萝卜洗净去皮，切块，煮熟。

◆ 将土豆、胡萝卜、鸡蛋和面粉混匀，制成面糊。

◆ 开小火，每次挖一勺面糊放入锅中，底部凝固后翻面，煎熟即可。

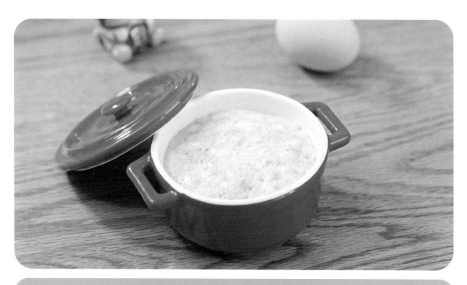

肉末鸡蛋豆腐羹

食材：猪肉30克，鸡蛋25克，内酯豆腐70克。

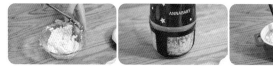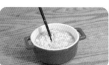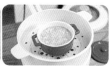

做法：

◆ 内酯豆腐用勺子压成泥状。

◆ 猪肉煮熟后用料理机打成肉末。

◆ 鸡蛋打散，搅成均匀的蛋液，和猪肉末一起放入豆腐泥中搅拌均匀。

◆ 豆腐羹放入上汽的蒸锅中，蒸15~20分钟即可。

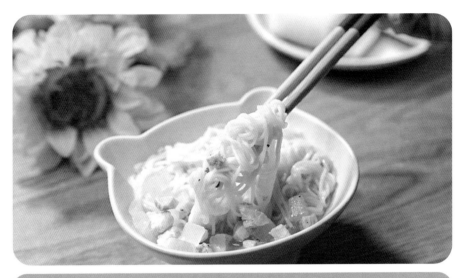

鸡丁冬瓜面

食材： 鸡肉30克，冬瓜50克，面条40克。

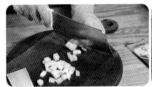 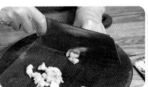 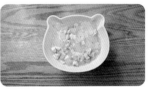

做法：

◆ 冬瓜洗净去皮，切成小丁备用。

◆ 鸡肉切成小丁，煮熟备用。

◆ 将冬瓜和面条放入水中煮熟，再加入鸡肉，煮1分钟即可。

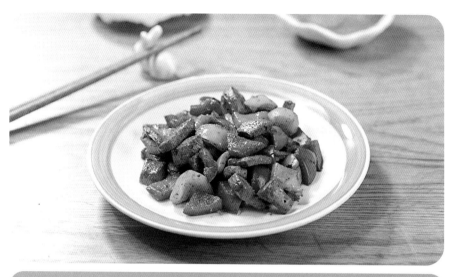

彩椒炒猪肝

食材：彩椒35克，猪肝25克，姜丝少许。

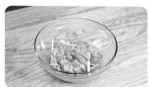 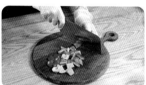 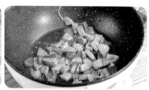

做法：

◆ 猪肝切片，用清水冲洗出血水，再用姜丝腌制20分钟去腥。

◆ 彩椒洗净，切小块备用。

◆ 腌制好的猪肝用清水略加冲洗，挑出姜丝。

◆ 锅中加入少许食用油，姜丝炒香，将所有食材放入锅中翻炒1分钟即可。

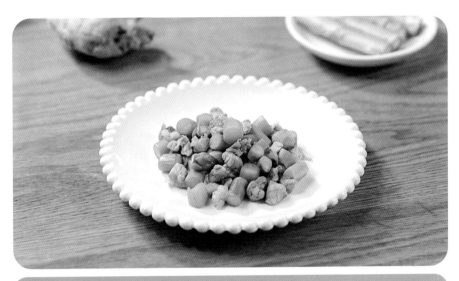

芦笋炒肉

食材：芦笋50克，猪肉30克，姜片少许。

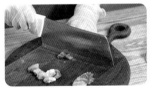 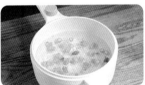 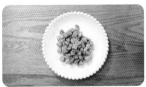

做法：

◆ 芦笋洗净后切成小丁，放入沸水中焯水断生，捞出备用。

◆ 猪肉和姜片放入冷水中，煮熟捞出，猪肉切成小粒备用。

◆ 锅中加入少许食用油，将所有食材放入锅中翻炒1分钟即可。

第六节 喂养问答

一、对鸡蛋过敏的婴儿还能吃鸡蛋吗?

鸡蛋是我们生活中非常常见的过敏原之一,但婴儿是否对鸡蛋过敏需要根据实际情况去判断。如果确实出现了食物过敏,家长可以带孩子去进行食物过敏原检测。家长可以根据具体情况对鸡蛋进行选择。在膳食中回避鸡蛋后,若孩子没有过敏的症状了,在12个月后可以再次尝试少量添加,观察孩子有无过敏情况。需要注意的是,如果孩子对鸡蛋存在严重过敏,如过敏性休克、喉头水肿等,家长就不要擅自给孩子尝试此类食物,一定要在医生的指导下让孩子食用。

对于鸡蛋及蛋类的添加可以从蛋黄开始。第一天添加1/8个鸡蛋黄,加适量母乳、婴儿熟悉的婴儿配方奶或水,或加到婴儿已经熟悉的米糊、肉泥中。如无任何不适症状,第二天可增加到1/4个鸡蛋黄,第三天1/2个鸡蛋黄,第四天整个鸡蛋黄。鸡蛋中含有丰富的营养成分,但若对鸡蛋过敏,可替代的食物也很多。鸭蛋、鸽蛋、鹌鹑蛋等蛋类的营养价值与鸡蛋类似,还有鱼禽畜肉、奶等动物性食物,这类食物同样可以帮助婴儿补充营养。值得注意的是,如果婴儿对鸡蛋白过敏的话,那么就意味着有可能对其他的蛋白食物也会产生过敏反应。这时家长在给婴儿第一次吃某种食物的时候就要多加注意,先少量尝试,观察3至5天,如果没有过敏现象再逐步、适当地加量。

二、怎样判断婴儿的体格生长是否正常?

人的体格指标包括体重、身长、坐高、头围。其中，体重和身长是最重要的指标，从婴儿出生起就应将其每次健康体检时所测得的身长、体重、头围等体格生长数据按月龄标点在相应的儿童生长标准上，并将各个数据点连接成线，就是每个婴幼儿个体化的生长曲线。相比单次测量的体格生长指标，定期连续地测量体格生长指标并绘制成生长曲线，可以更直观地反映婴儿的生长状况，也可以更及时地反映营养和喂养情况。大多数婴儿在满6月龄后，其生长曲线会处于相对平稳的水平，并与儿童生长标准的中位线平行。生长曲线图参见本书第六章中"生长曲线参考图"的内容。

由于孩子的遗传、生活环境等的不同，不能给孩子定下来每个月应当长重多少，或者长高多少，单看某一次的测量结果并不能直接判断是否正常，而应该看孩子从出生以来的生长趋势，也就是生长曲线是否正常。婴儿的体重和身长有规律地增长是健康成长的表现之一，如果婴儿平常的生长曲线是正常的，而某个阶段的生长出现了异常，就要查找原因。如果婴儿生长得过快，有可能会出现肥胖、性早熟的危险；如果婴儿生长得过慢，则可能存在营养不良、发育迟缓、激素水平失常等问题。

三、婴儿头发又黄又少是怎么回事?

首先，头发的生长状况并不能直接反映婴儿的营养状况。婴儿头发的多少与遗传、婴儿的生长发育阶段、营养状况、是否患有疾病等因素都有关，小时候的头发少不代表长大后头发也少。孩子在胎儿时期长着胎发，随着年龄的增长，胎发会逐渐脱落并长出新的头发，但头发的生长需要时间，所以有些孩子小时候头发稀疏，但长大后头发会逐渐浓密起来。

其次，营养状况或疾病状态会影响头发的生长。婴儿出生后如果营养不足会使头发变得稀疏发黄、缺乏光泽。一般来说，如果婴儿缺乏微量元素或者维生素，如缺锌、缺钙，可能会导致头发稀少、发质变差。婴儿如果有佝偻病、铜锌元素缺乏、遗传代谢疾病等问题，也会导致头发稀疏变黄。这时需要家长带孩子到医院进一步检查，明确病因、对症治疗，一旦消除了病因，婴儿头发的生长也会逐渐恢复正常。如果婴儿只是单纯头发较稀疏，但其他生长指标都正常，也没有其他症状，那么家长则不必过度担心。此外，特别不建议家长给婴儿剃光头，因为婴儿的皮肤非常娇嫩，在剃头的时候，可能会因婴儿乱动而伤到头皮，引起感染，甚至破坏毛囊，反而影响头发的生长。

四、那些易过敏的食物，婴儿1岁之前都不能吃吗？

儿童食物过敏在世界范围内广泛存在，发病率达0.02% ~ 8%，不同年龄、地区的儿童的过敏原也不同，而90%的儿童食物过敏都和鸡蛋、牛奶、大豆、小麦、花生、鱼、虾、坚果类这8种食物有关，其中最常见的就是鸡蛋、花生、坚果过敏。这也导致很多家长害怕婴儿食物过敏，所以在辅食添加过程中，这也不敢吃，那也不敢吃。但其实，在没有证据的条件下推迟某些辅食的添加时间，反而会给婴儿带来更高的过敏和营养风险。容易过敏的婴儿更应该保证食物的多样性，尝试了才知道是不是过敏。目前有很多关于花生和鸡蛋过敏的研究，结果表明在婴儿4 ~ 11月龄期间引入花生，在4 ~ 6月龄期间引入鸡蛋，可减少这两种食物过敏的风险。并且，在婴儿出生的第一年，引入的食物种类越多，发生过敏的概率越低。所以，在1岁前是可以适当地给孩子吃这些易过敏的食物的，因害怕过敏而推迟对这些食物的摄入反而是不科学的。此外，当婴儿偶尔出现呕吐、腹泻、湿疹等表现，家长不能确定是否与新加入的食物相关时，可以先停喂这种食物一段时间，等不适的表现消失后再让孩子少量尝试，观察孩子的反应，如果还是相同的表现，则应该及时就医检查，排查过敏原。

五、婴儿体重总是偏轻，应该如何加强喂养？

很多家长都会有这种疑问：随着婴儿吃得越来越多，为什么体重反而增长慢了？首先，婴儿半岁后，生长速度会有所减慢，每个月增重约0.3千克，这是正常的成长过程。同时，每个孩子的发育情况不同，进食量不同，生长发育速度也有所不同。只要婴儿的身高、体重曲线正常，就表示他的生长发育处于正常范围内。如果婴儿的体重一直处于偏轻的状态，可能与喂养不当、运动量过大、患有疾病等有关。可以观察其进食量和饮食习惯，如有没有不爱吃饭（厌食）等情况，如果有且家长也没有及时干预，便会导致各类食物摄入量达不到婴儿身体的需要量，这很可能是造成婴儿体重偏轻的主要原因。如果是由于喂养问题造成的，则需要改变喂养行为，可以换着花样地做食物，提高婴儿的食欲，同时保证婴儿摄入高营养素密度的食物，合理添加适合婴儿月龄性状的谷类、肉类、蛋类、蔬菜等辅食，尤其注意增加钙、锌、蛋白质、维生素A、维生素D的摄入量。其次，有的孩子比较爱动，当孩子摄入热量不如消耗的多时，体重自然就会偏轻。这时家长可以留意孩子是否有出现其他症状，如果没有其他异常情况，只要多补充营养食物即可。如果还是找不到婴儿体重过轻的原因，应马上带孩子就诊。

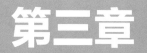

第三章

如何做到幼儿均衡膳食

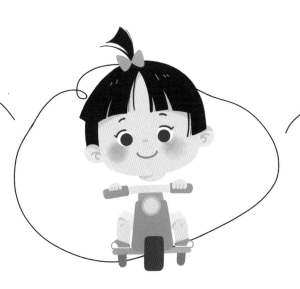

第一节　幼儿的生长发育特点

一、幼儿的体格发育特点

幼儿期宝宝的体格生长速度较婴儿期减慢，但仍处于快速生长期，作为家长仍需要保证幼儿的营养物质摄入充足，让幼儿正常地发育和健康地成长。

体重：体重可以反映幼儿近期的全身营养状况，是机体各组织、各器官和体液量的总和。相比于婴儿期宝宝的体重增加变慢，12～24月的幼儿体重平均每月增长0.25千克，到2岁时体重约为12千克。

身长：身长是反映幼儿健康水平和长期营养状况的重要指标。12～24月龄时，幼儿的身长增加速度变慢，全年增加约10厘米，24月龄时身高约为87厘米。

头围：头围大小与宝宝的脑发育状况有关，幼儿期宝宝的头围增加缓慢。1岁时，幼儿头围约46厘米；1～2岁期间，幼儿头围只增加约2厘米；2岁时达到48厘米。另外，宝宝的前囟闭合时间为1～1.5岁。

胸围：1岁时幼儿的胸围基本与头围相当，满2岁以后胸围超过头围。家长要定期带幼儿适度进行室外身体活动。

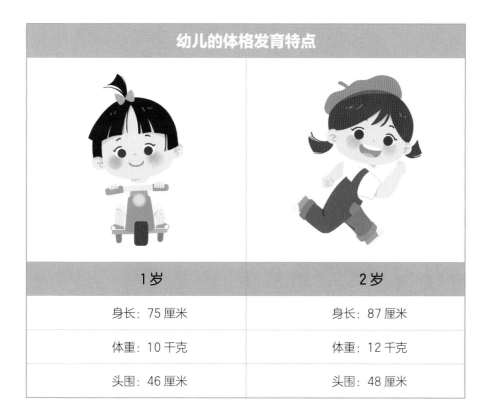

幼儿的体格发育特点	
1岁	2岁
身长：75 厘米	身长：87 厘米
体重：10 千克	体重：12 千克
头围：46 厘米	头围：48 厘米

二、幼儿的器官发育特点

（一）消化系统

口腔：幼儿大约会在18个月时萌出第一乳磨牙，随后是尖牙、第二乳磨牙。1岁左右时，幼儿逐渐能上抬舌体，能够做到卷裹食物团、磨咬纤维性食物等进食行为；2岁时，幼儿口腔增大，吞咽动作成熟，可控制口腔内食物。家长在幼儿乳牙长出来后要帮助幼儿做好乳牙的保健，为其养成口腔清洁的好习惯，并做好饮食指导，预防龋齿的发生。

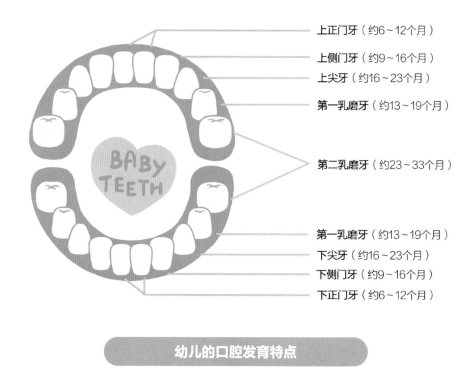

上正门牙（约6~12个月）

上侧门牙（约9~16个月）

上尖牙（约16~23个月）

第一乳磨牙（约13~19个月）

第二乳磨牙（约23~33个月）

第一乳磨牙（约13~19个月）

下尖牙（约16~23个月）

下侧门牙（约9~16个月）

下正门牙（约6~12个月）

幼儿的口腔发育特点

　　食管和胃：随着食管和胃的发育，宝宝在婴儿期易发生的胃食管反流在幼儿期很少再发生，如果家长发现幼儿在这一时期仍有胃食管反流的现象就要警惕了，需要考虑是否为病理性的情况。幼儿的胃容量也在增长。1岁时，其胃容量为250~300毫升，成人约为2000毫升。但幼儿的胃酸和各种酶分泌能力仍比成人少，而且酶的活性低，消化能力仍和成人有差异。

　　肠道：足月新生儿的小肠长度大约为270厘米，4岁时达到成人长度450~550厘米。但婴幼儿的肠道相对较长，肠扭转、肠套叠也更容易发生。幼儿的肠免疫系统仍然比较薄弱，如果幼儿接触了过多的过敏原就很容易造成免疫反应失调。这一时期幼儿的肠道菌群也在悄悄地发生变化，随着辅食的加入以及膳食的多样化，幼儿肠道微生物组成越来越复杂，肠道菌群趋于多样化，3岁时就能够形成比较稳定的肠道菌群了。

（二）脑和神经系统

幼儿期宝宝的大脑继续发育，到2岁时其脑的重量能达到成人脑重的3/4左右，为900~1000克，已基本完成了脑细胞分化。家长要注意宝宝脑发育的过程和特性，尤其是脑神经细胞增殖具有"一次性完成"的特点。其中，6月龄至2~3岁处于脑细胞增大期，这一时期细胞增殖速度减慢，而脑细胞体积增大；神经髓鞘的发育自出生之后开始，持续到4岁；神经纤维也在增长，突触形成并增多。营养是脑发育的物质基础，任何营养素的缺乏都将对脑发育产生不良影响。随着幼儿脑部的不断发育，幼儿的感知、认知和行为能力不断发展，逐渐学会言语表达，运动的正确性和协调性提高，能够逐渐认识食物并渐渐学会自己进食。在脑、脊髓、肌肉的快速发育下，幼儿的运动发育也开始了，逐渐能独立行走，也慢慢学会做一些复杂的动作，如单脚站立、奔跑等。

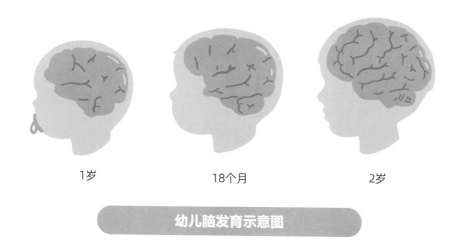

1岁　　　　　　　18个月　　　　　　　2岁

幼儿脑发育示意图

随着幼儿大运动和精细运动的发育，手眼协调、运动协调能力的提高，家长会发现幼儿已经能逐步学会使用餐具自己进食了。家长要循序渐进地培养幼儿自主进食，1岁时可以学习用小勺自喂，到18个月时就能比较熟练地用小勺自喂，而2岁时能用小勺独立进食。家长对幼儿自主进食能力的培养的好处有很多，如能够自主进食的幼儿的协调能力、独立能力和自信心能得到增强，幼儿对食物的认知、对食物味道的体验、对餐具的使用也会促进幼儿行为和认知的发展。

第二节 7大营养素需求与目标

一、能量

幼儿的生长速度相比婴儿会相对减慢，但对能量的总需要量仍逐渐增加。幼儿在13～24月龄时有1/2～2/3来自辅食。随着幼儿断奶之后辅食的添加以及膳食的多样化，碳水化合物的供能逐渐增加，占总能量的50%～65%；而脂肪供能比例仍高于成人，约占35%。《中国居民膳食营养素参考摄入量（2013版）》建议1～2岁幼儿的膳食能量参考摄入量如表3-1所示。

表3-1　幼儿的膳食能量参考摄入量

年龄（岁）	能量（千卡/天）	
	男	女
1～2	900	800

资料来源：中国居民膳食营养素参考摄入量（2013版），科学出版社，2014年。

二、7大营养素

（一）蛋白质

幼儿生长速度很快，因而需要摄入丰富的优质蛋白质来维持生长的正氮平衡，幼儿每日膳食中来源于蛋白质的能量应占总能量的10%~15%。1~2岁的幼儿仍需母乳喂养来提供优质蛋白质摄入。由于幼儿的消化系统逐渐发育完全，膳食来源的蛋白质如蛋类、鱼类、瘦肉、豆类及其制品等也是幼儿优质蛋白质的重要来源。《中国居民膳食营养素参考摄入量（2013版）》建议，1~2岁幼儿的蛋白质平均需要量为 20克/天，推荐摄入量为25克/天。

（二）脂肪

1~2岁幼儿膳食的脂肪供能逐渐下降，脂肪来源也由高脂含量的母乳向均衡的膳食过渡。亚油酸（n-6不饱和脂肪酸）、α-亚麻酸（n-3不饱和脂肪酸）及其代谢产物，如DHA和ARA，均对幼儿脑力发育具有重要促进作用。推荐幼儿食用蛋黄、肉类、深海鱼等富含脂类的食物。《中国居民膳食营养素参考摄入量（2013版）》建议，1~2岁幼儿脂肪适宜摄入量为总能量的35%，其中，n-6 多不饱和脂肪酸适宜摄入量应为总能量的4%，n-3 多不饱和脂肪酸适宜摄入量应为总能量的0.6 %。

（三）碳水化合物

在幼儿阶段，碳水化合物成为能量的最主要来源。母乳喂养时，母乳中的乳糖可作为碳水化合物的来源。随着2岁后幼儿乳糖酶活性的下降，幼儿对乳糖的消化能力也逐渐减弱，膳食中的糖类物质逐渐成为幼儿碳水化合物的来源。《中国居民膳食营养素参考摄入量（2013版）》建议，1~2岁幼儿碳水化合物平均参考摄入量120克/天，宏量营养素可接受范围占能量的50%~65%。

（四）矿物质

1~2岁幼儿处于身体生长发育的关键时期，家长要注意幼儿对矿物质中钙、铁、锌的需求。

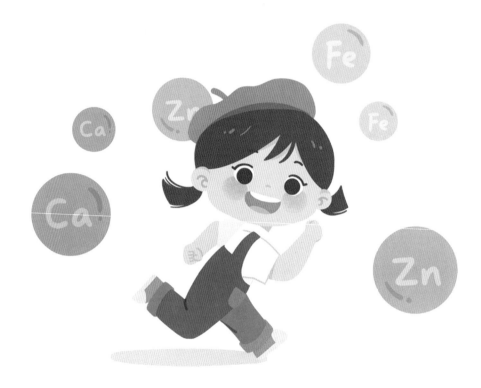

钙：乳和乳制品是婴幼儿最理想的钙的来源，每天摄入400~600毫升的乳及乳制品可维持幼儿对钙的需求。幼儿，尤其是断奶后的幼儿，如果不饮用乳及乳制品，难以从膳食中摄入足够的钙。

铁：随着幼儿的生长，对铁的需求量也在增加，因为幼儿血容量扩增和肌肉增长均需要铁。幼儿最易发生缺铁性贫血，是缺铁性贫血的高危人群。因此，辅食中加入富含铁的食物非常重要，一些动物性食品是血红素铁的良好来源，如肝泥、肉末和血制品等。

锌：锌是核酸代谢和蛋白质合成时重要的辅酶成分，食物来源主要为海产品、肉禽等动物食物。这类食物中的锌含量高，幼儿食用后的吸收利用率也高，是锌的良好食物来源。

（五）维生素

维生素A的缺乏通常与幼儿断奶后缺乏动物性食品和新鲜绿叶蔬菜及水果的摄入有关。幼儿膳食应该均衡，肝脏、蛋黄、全脂奶类等动物性食物以及一些富含胡萝卜素的蔬菜和水果可预防维生素A的缺乏。维生素D也是幼儿营养应注意补充的维生素，除了膳食中动物肝脏、深海鱼等食物，也可以在幼儿配方食品中强化维生素D或直接补充维生素D。

（六）膳食纤维

适量的膳食纤维有助于幼儿的肠道健康，促进规律排便。为了确保幼儿获得足够的膳食纤维，可以鼓励他们多吃水果、蔬菜、全谷类食品和薯类等富含纤维的食物，并确保他们每天饮足够的水，以帮助膳食纤维顺畅地通过肠道。

（七）水

幼儿身体中水占体重的比重仍然较大，而其肾脏功能尚未完全成熟，因此，幼儿对水的摄入非常重要，且对各种生理功能的维持都非常关键。对于1～2岁幼儿，其摄入的水分主要来源于母乳和辅食，总计其适宜摄入量为约1300毫升。需要注意的是，幼儿在外出活动或运动后可以适量地喝水以补充水分，但要避免饮用含糖饮料。

第三节　5大类食物的选择与搭配

1岁以后，可选做幼儿辅食的食物种类就更多了。但是很多家长一听说哪样食物营养丰富，对身体好，就会让宝宝一直吃，这其实是不对的。每种食物都有各自的营养优势，但不会包括维持人类生命和生长发育的所有营养素，因此需要对各类食物进行选择搭配，取长补短，才能为幼儿身体提供全面营养。并且，一些我们普遍认为具有丰富营养的食物，可能并不适合幼儿，甚至会适得其反，造成幼儿消化不良、过敏等不良反应，所以在选择辅食食材时要格外注意。

一、5大类食物的选择

1岁多幼儿的食物和饮食模式可以逐渐转变到与成年人一样，在食物的选择上不用像婴儿时期那样仔细斟酌，大多数食物都可以吃，且应鼓励满1岁的幼儿尝试家庭食物。

（一）谷薯杂豆类

谷类： 对于1~2岁的幼儿来说，宜选择精细的谷物作为主食，如米粉、粥、碎面等，适口性好，易于消化吸收，能为身体快速提供能量。但是一些用糯米粉制成的元宵、年糕等食物，由于比较黏，很容易粘在幼儿的食道里，因此切勿给2岁以内的婴幼儿食用。

薯类： 土豆、红薯、山药等薯类虽然属于粗粮，但蒸煮后口感软糯，本身具有良好的风味，并且含有丰富的膳食纤维，能够预防幼儿便秘，因而在辅食选择中可适当替代部分精米、白面。需要注意的是，部分薯类吃多了容易胀气，因此每次不能多吃。

杂豆类：燕麦、玉米、紫米以及一些干豆，相较于细粮来说，维生素和矿物质含量显著提高，并且膳食纤维含量也高，可以有效预防便秘。但是食用过多的粗粮会造成幼儿消化不良，并且粗粮饱腹感强，提供的热量却少，会影响幼儿身体发育，故建议给幼儿的食物仍以细粮为主，只少量添加粗粮。

（二）蔬菜、水果类

深色蔬菜要多选：一些常见的蔬菜，如胡萝卜、茄子、黄瓜、番茄、彩椒、菠菜、白菜、芹菜、西蓝花等，均可作为幼儿的辅食。尤其是深色蔬菜，不仅色彩鲜艳，能够促进幼儿食欲，营养素含量也相对更高，如红色蔬菜富含番茄红素，绿色蔬菜的叶酸、钙、维生素等含量更高，橙黄色蔬菜中含有较多的胡萝卜素和维生素，紫色蔬菜富含花青素。并且，应当让幼儿尽可能多地尝试不同种类的蔬菜以及不同的口味，预防幼儿偏食、挑食。需要注意的是，一些蔬菜中的草酸、植酸含量较高，如菠菜、苋菜、竹笋，会影响矿物质的吸收，可以通过焯水的方法去除。

选择水果要注意：水果的适当摄入也是必要的，与蔬菜不能相互替代。适合给幼儿作为辅食的水果有苹果、香蕉、梨、火龙果等。值得注意的是，菠萝当中含有多种生物苷、蛋白酶，对皮肤和口腔黏膜具有一定的刺激性，可能会引发过敏反应，不适合过早给幼儿食用。另外，水果的摄入要适量，避免影响幼儿的正餐，并尽量不要将水果添加到正餐中混合食用，因为水果的酸甜会掩盖其他食物的味道，让幼儿产生错觉，不利于辅食的多样化。

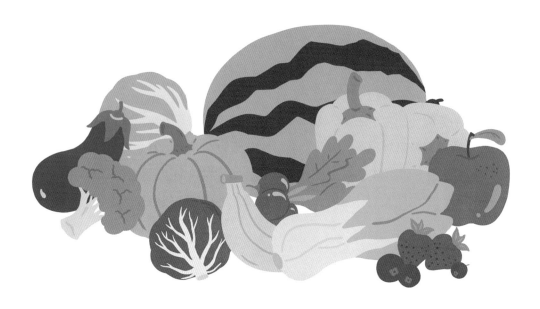

（三）畜禽肉蛋类及水产品

畜禽肉类： 富含优质蛋白质、脂类、维生素和矿物质。幼儿身体生长发育旺盛，需要的蛋白质和微量元素、维生素都较多，长期进食肉类过少会导致蛋白质、铁、锌和维生素A等缺乏，造成消瘦、免疫力低下、贫血等，进而影响生长发育。幼儿辅食中添加肉类可以从肉泥开始，然后由细到粗逐渐过渡。肉类还可制成肉末、肉丁、肉丝、肉丸等。当幼儿长大一点，长出牙后，可以准备肋条、小鸡腿等可以用手抓着啃的食物，不过要小心碎骨头，以免伤害到幼儿的口腔和消化道。

蛋类： 营养丰富且全面。1~2岁的幼儿一天可吃25~50克的鸡蛋，建议多采用蒸、煮的方式烹饪鸡蛋，注意鸡蛋尤其是蛋黄的口感。另外，鸭蛋、鹅蛋、鹌鹑蛋等不同的蛋类与鸡蛋的营养价值差别不大，没必要非得追求价格高的蛋类。

鱼类： 除提供优质蛋白质外，还能提供很重要的多不饱和脂肪酸。鳕鱼、三文鱼、鲈鱼、黑鱼、小银鱼等肉多刺少，肉质软嫩，适用于制作辅食；虾仁和扇贝柱营养丰富，味道鲜美，也可以作为幼儿辅食。在使用鱼类作为幼儿辅食时，一定要注意挑出其中的鱼刺，并且留意鱼肉的新鲜程度。

在制作肉类辅食时要注意，尽量选用新鲜的肉类进行烹制，而不要选择肉类加工品，如香肠、腌肉等，这些产品不但添加了多种食品添加剂，而且营养价值也有一定的降低，不宜作为幼儿的辅食。

（四）奶类、豆类和坚果类

奶类：营养素齐全，是优质蛋白质和钙的重要来源。1岁以上的幼儿可以逐渐地适当摄入普通鲜牛奶、酸奶、低钠奶酪等乳制品。市面上有一些常见的乳饮料、复原乳、果味乳等蛋白质含量少，又额外添加了许多糖和其他添加剂，不适合给幼儿食用。

豆类（如黄豆、黑豆）：富含优质蛋白质及钙、磷、铁等多种营养素，可制成多种食物，适合给幼儿吃的有豆浆、豆腐、豆干、豆皮等。尤其是豆腐，比较容易消化，口感软嫩，可与多种蔬菜、肉类搭配制作辅食。豆浆虽然也营养丰富，美味可口，但幼儿的肠胃功能尚未发育完全，豆浆会加重消化系统的负担，建议1岁后的幼儿少量进食。

坚果类：主要包括核桃、松仁、板栗、花生、瓜子、开心果、腰果等，其中含有丰富的不饱和脂肪酸（如亚麻酸、亚油酸）、维生素和矿物质等营养素，对幼儿的大脑和身体发育均有好处。但坚果较硬，切成小颗粒也很容易发生呛咳，因此，2岁以内的幼儿不宜吃整粒的坚果。可将坚果打成粉状添加到幼儿的食物中，将核桃、花生等加到粥里煮至软烂也是一个好方法，但坚果脂肪含量高，切勿让幼儿多吃。

（五）烹调油和盐

1~2岁幼儿的辅食品种、烹饪方式应逐渐趋向成人，但用油要适量。辅食的烹调推荐以蒸、煮、炖、快炒等健康少油的方式为主，少采用煎、炸方式。油类每日推荐摄入量为5~15克。1~2岁幼儿的辅食口味仍应以清淡为主，尽量保留食物的本味，可用少量调味品让幼儿的辅食更加可口。

二、搭配与添加要点

（一）让幼儿远离腌制品

在给幼儿辅食选择食材时，应选择天然新鲜的食物。像香肠、熏肉、腊肉、泡菜等腌制品的含盐量普遍偏高，对幼儿胃黏膜的刺激比较大；同时，这些腌制品中的维生素含量比较低，对幼儿的成长是很不利的，因此不要给3岁以内的幼儿吃腌制品。

（二）合理选择零食

随着对食物的熟悉，幼儿可能会对零食情有独钟，这时家长要注意，不能一味地满足幼儿对零食的需求，而忽视了正餐，同时也不能完全不给幼儿吃零食。对于零食的选择，家长可以考虑以下方案：新鲜的水果、蔬菜，如切块或切片的苹果、草莓、西瓜、哈密瓜、黄瓜等，既美味清甜，又营养健康；补钙的乳制品，如酸奶、低钠奶酪，帮助幼儿调理肠胃；松软的吐司面包或奶香小餐包，优先选择杂粮或全麦，帮助幼儿摄入更多膳食纤维和B族维生素；还可以将以上食材进行搭配，如水果土司。

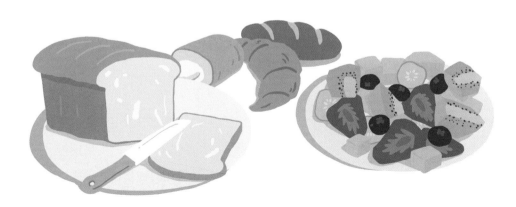

一些存在食用安全隐患或不利于健康饮食习惯的零食应少选或不选。例如：①糖果和巧克力含有大量的糖分，尤其巧克力是能量食品，饱腹感强，而3岁之前又是建立用餐习惯的关键期，如果这个时候不控制糖分和能量食品的摄入，会影响幼儿的正餐，而且糖果和巧克力的味道非常甜，这也会影响幼儿对常规营养食物的兴趣，导致挑食的现象；②碳酸饮料中所含的大量磷酸会影响人体对钙的吸收，而且幼儿经常喝碳酸饮料对牙齿也不好，会增加患龋齿的风险；③果冻禁止3岁以下幼儿独自食用。果冻营养价值不高，并且孩子在吞咽时一不小心就容易被卡住喉咙，有窒息的危险；④油炸、油腻、甜腻、有刺激性的食物，如薯片、油炸食品、高糖甜点等。

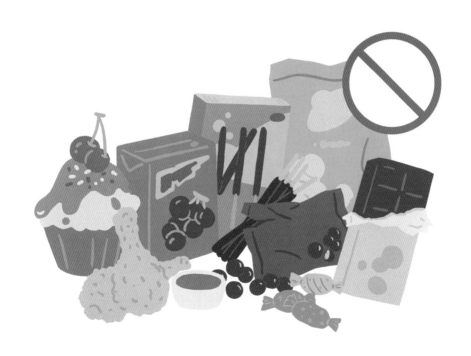

（三）幼儿切勿饮茶

茶叶中富含茶多酚、儿茶素、维生素E等物质，对成人来说，经常喝茶有益健康。但茶叶中也含有大量鞣酸，会干扰人体对蛋白质、钙、锌、铁的吸收，影响幼儿的正常生长发育，并且茶叶中也含有咖啡因，因此3岁以内的幼儿不宜饮茶。

（四）婴幼儿不要食用蜂蜜

虽然蜂蜜对于成年人来说是一种营养品，但是其在储存过程中极易受到肉毒杆菌的污染。而婴幼儿肠道内的正常菌群尚未完全建立，胃肠功能没有完全发育成熟，免疫系统相对来说功能也比较低下，吃了蜂蜜后易引起感染，出现恶心、呕吐、腹泻等症状，因此建议尽量不给婴幼儿吃蜂蜜。

第四节　1日3餐膳食推荐

1岁之后的幼儿需要更多的能量发育成长，对食物的种类和分量的需求也更大，家长要注意逐渐适量地增加幼儿餐食的分量，并逐渐减少母乳的摄入。

母乳喂养至2岁时，幼儿每日可逐渐减少母乳，并增加辅食的分量：谷类50～100克，蔬菜类和水果类各50～150克，鸡蛋25～50克，鱼禽畜肉类50～75克，油5～15克，母乳400～600毫升。

给幼儿吃多种多样的食物不仅是为了获得均衡的营养，也是为了使饮食更加丰富多彩，以满足其对不同口味的享受。每一类食物中都有许多的品种，同一类中各种食物所含营养成分往往大体上近似，可以互相替换。为了让幼儿可以将营养与美味结合起来，按照同类互换、多种多样的原则为幼儿搭配辅食。同类互换就是以粮换粮、以豆换豆、以肉换肉。例如，大米可与面粉或杂粮互换，大豆可与相当量的豆制品或杂豆类互换，瘦猪肉可与等量的鸡肉、鸭肉、牛肉互换，鱼可与虾、蟹等水产品互换，牛奶可与羊奶、酸奶、奶粉互换等。多种多样就是选用品种、形态、颜色、口感多样的食物，变换烹调方法。

第五节　均衡膳食的实例应用

一、13～18月龄幼儿

虽然13～18月龄幼儿的身体生长速度与婴儿期相比呈现减慢的趋势，但他们对于能量的需求却在逐渐增加，其中有1/2～2/3的能量来源是食物，因此，13～18月龄幼儿食物的选择和搭配十分关键。

（一）食谱推荐

基于食物多样化的均衡膳食法则，表3-2给出了13～18月龄幼儿的7日食谱。

表3-2　13~18月龄幼儿的7日食谱

天数	7:00 第一餐	10:00 加餐+第一次奶	12:00 第二餐	15:00 加餐+第二次奶	18:00 第三餐	21:00 第三次奶
第一天	合物杂粮粥（大米20克、黑米10克、红豆10克、去核红枣10克）+肉末鸡蛋羹*（猪肉20克，鸡蛋1个）	蓝莓（100克）+母乳/配方奶/牛奶*（150毫升）	菠菜面（果蔬蝴蝶面35克、菠菜50克）+胡萝卜炒虾仁*（胡萝卜20克，虾仁25克，亚麻籽油5克）	小豆干条（50克）+母乳/配方奶/牛奶*（150毫升）	红豆软饭（大米20克、红豆10克）+豆腐鱼头汤*（去刺鳕鱼50克，豆腐50克，核桃油5克）+蔬菜小杂烩（番茄20克，白菜40克，黄瓜20克）	母乳/配方奶/牛奶*（200毫升）
第二天	菠菜饼*（菠菜25克、奶酪面粉20克、亚麻籽油5克）+胡萝卜黄瓜丝（胡萝卜25克，黄瓜25克）	苹果片（100克）+母乳/配方奶/牛奶*（150毫升）	荠菜猪肉小馄饨（馄饨皮若干张，猪肉馅50克，荠菜25克）+紫菜蛋花汤*（紫菜5克，鸡蛋1个）	奶酪条（50克）+母乳/配方奶/牛奶*（150毫升）	番茄牛肉西蓝花烩饭（大米30克，藜麦10克，小米10克，牛肉20克，番茄10克，西蓝花10克，香菇10克，核桃油5克）	母乳/配方奶/牛奶*（200毫升）
第三天	多彩蔬菜包子（包子皮50克，西葫芦20克，木耳20克，黄瓜20克，胡萝卜20克，豆干20克）	橙子块（100克）+母乳/配方奶/牛奶*（150毫升）	排骨汤面*（挂面20克，脱脂猪肝20克，白萝卜20克，青菜20克，核桃油5克）	蒸南瓜块（南瓜30克）+母乳/配方奶/牛奶*（150毫升）	黑豆软饭（大米20克、黑豆10克）+豌豆炒虾仁*（豌豆10克，虾仁20克，亚麻籽油5克）+菠菜蛋花汤*（菠菜20克，鸡蛋1个）	母乳/配方奶/牛奶*（200毫升）
第四天	小米发糕*（小米粉10克、彩虹面粉25克、牛奶/配方奶40毫升、干酵母2克、核桃油3克）+香菇蒸蛋羹*（香菇20克，鸡蛋1个）	梨块（100克）+母乳/配方奶/牛奶*（150毫升）	鲜肉馄饨*饺子（饺子皮20克，猪肉馅15克、虾仁15克）+青菜豆腐汤*（青菜30克，豆腐20克）	红薯玉米饼（红薯20克、玉米粒10克）+母乳/配方奶/牛奶*（150毫升）	小米软饭（大米25克、小米10克）+番茄鳕鱼*（番茄20克，去刺鳕鱼30克）+清炒时蔬（白菜20克，胡萝卜10克，西蓝花10克，绿豆芽10克，亚麻籽油5克）	母乳/配方奶/牛奶*（200毫升）

续表

天数	7:00 第一餐	10:00 加餐+第一次奶	12:00 第二餐	15:00 加餐+第二次奶	18:00 第三餐	21:00 第三次奶
第五天	肝泥粥（猪肝15克，白菜叶20克，大米10克，小米10克）+鸡蛋饼*（鸡蛋1个，彩虹面粉20克,花生油5克）	猕猴桃片（100克）+母乳/配方奶/牛奶*（150毫升）	肉丁菠菜面片*（蝴蝶面20克，猪肉15克，菠菜30克，紫菜10克）+鱼丸鱼丸汤（鱼丸10克）	山药条（山药50克）+母乳/配方奶/牛奶*（150毫升）	香菇鸡肉饭团（香菇20克，鸡肉15克，青菜20克，大米20克，紫米10克）+虾皮豆腐汤*（虾皮10克，豆腐10克）	母乳/配方奶/牛奶*（200毫升）
第六天	苹果山药饼（苹果50克，山药20克，粘米粉10克，亚麻籽油5克）+牛奶燕麦粥*（牛奶50毫升，燕麦10克）	香蕉块（80克）+母乳/配方奶/牛奶*（150毫升）	虾仁豆腐面*（蝴蝶面20克，虾仁15克，豆腐10克，青菜15克）+包菜鸡肉卷*（包菜50克，鸡肉30克，胡萝卜10克，青椒10克，鸡蛋1个）	蒸紫薯块（紫薯20克）+母乳/配方奶/牛奶*（150毫升）	茄汁肉末豆腐烩饭（大米20克，紫米10克，猪肉20克，茄子10克，胡萝卜10克，菠菜10克）	母乳/配方奶/牛奶*（200毫升）
第七天	土豆饼*（土豆15克，低筋面粉15克，鸡蛋1个）+牛奶燕麦粥*（燕麦20克，去核红枣10克，牛奶50毫升）	草莓片（80克）+母乳/配方奶/牛奶*（150毫升）	番茄牛肉意面（意大利面25克，番茄25克，牛肉25克，洋葱20克，核桃油5克）+清炒时蔬（白菜20克，胡萝卜10克，西蓝花10克，绿豆芽10克，亚麻籽油5克）	苹果块（苹果50克）+母乳/配方奶/牛奶*（150毫升）	紫米软饭（大米20克，紫米10克）+海带排骨汤（脱骨排骨20克，海带10克）+黄瓜炒虾仁*（虾仁25克，黄瓜50克，亚麻籽油5克）	母乳/配方奶/牛奶*（200毫升）

注：1.13～18月龄幼儿每天适量添加亚麻籽油和核桃油不超过15克，每天不超过1.5克。
2.进餐时间以15～30分钟为宜，提倡回应式喂养。
*鸡蛋、鱼、虾、豆腐、面和饼（小麦粉），牛奶均可能含有致敏成分。

（二）食谱解析

13～18月龄幼儿每天的能量需要量约为900千卡（男宝）/800千卡（女宝），表3-2中7日食谱提供的能量在850千卡左右，第一餐+加餐+第一次奶、第二餐+加餐+第二次奶、第三餐+第三次奶的能量占比分别为30%、40%、30%左右，可以满足幼儿对于能量的需要。1岁左右的幼儿可以从1日2顿辅食向1日3顿辅食过渡了。此时他们的牙齿与胃肠道发育逐渐成熟，应逐渐养成3餐的习惯，以均衡的天然食物为幼儿提供主要营养。同时，母乳/配方奶/牛奶就会变成辅食。13～18月龄的幼儿渐渐适应了辅食，可以制作一些口感略为粗糙的辅食，培养幼儿的味觉，帮助他们由液体食物向固体食物过渡。在本食谱设计中，饼、面、软饭等食物可以帮助幼儿逐渐适应新的食物形态。同时，7日食谱中每天保证谷薯、蔬菜、水果、畜禽肉的摄入，保证幼儿的碳水化合物、维生素、蛋白质和矿物质的摄入，帮助幼儿更好地成长。本阶段每日食谱中的食物种类均超过12种，7日食谱中的食物种类超过了60种，主食和蔬菜种类明显增加。家长可以通过丰富的配菜和新的烹调方式，让幼儿的饮食更加均衡。

（三）典型食物制作方法

13～18月龄的幼儿应以固体软质（汤匙可以压碎）的食物为主，在此特提供10种典型食物的制作方法及步骤。

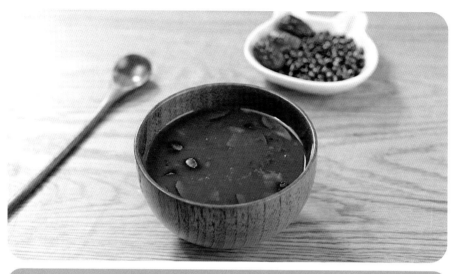

谷物杂粮粥

食材：大米20克，黑米10克，红豆10克，去核红枣10克。

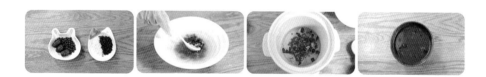

做法：

◆ 将食材全部清洗干净，加入8倍量的清水，炖煮5小时。可以提前一晚上预约煮制，这样早上起来就可以吃了。

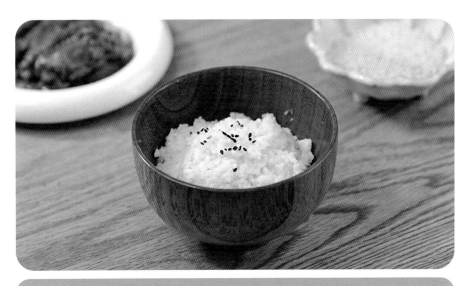

小米软饭

食材：大米25克，小米10克，清水适量。

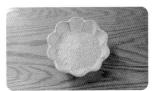 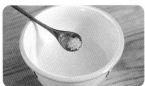 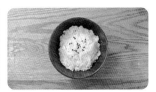

做法：

◆ 将大米和小米淘洗后捞出，放入电饭煲，加适量清水一起煮成软饭。

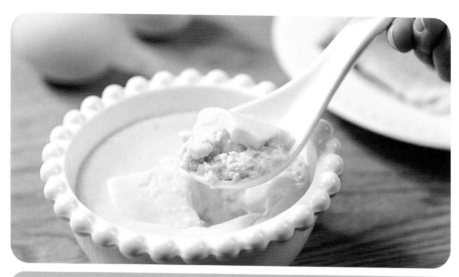

肉末鸡蛋羹

食材：猪肉20克，鸡蛋1个。

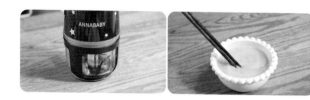 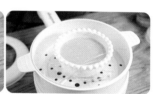

做法：

◆ 猪肉清洗后切丁，再绞成肉末。

◆ 鸡蛋打散备用。

◆ 将肉末和鸡蛋液混合，加入2倍于蛋液体积的水，搅拌均匀。

◆ 将盛有蛋液的碗放入蒸锅，上汽后用中大火蒸10分钟即可。

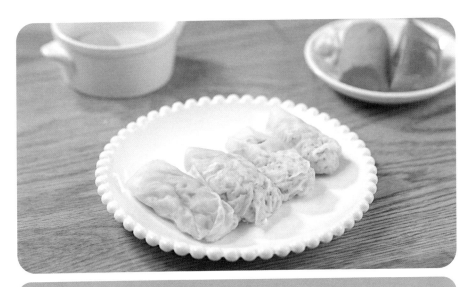

包菜鸡肉卷

食材：包菜50克，鸡肉30克，胡萝卜10克，青椒10克，鸡蛋1个，葱姜蒜末少许。

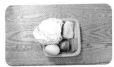 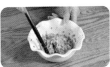 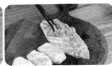 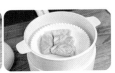

做法：

◆ 将整片包菜焯水断生，捞出后一切为二，去除中间口感较硬的部分。鸡蛋分离出蛋清备用，鸡肉切成肉糜。

◆ 将胡萝卜和青椒洗净切粒，然后与鸡肉糜、蛋清混合，顺着一个方向搅拌上劲，制成馅料。

◆ 将馅料铺在包菜上卷起来。

◆ 将鸡肉卷放入蒸锅，上汽后蒸10分钟即可。给幼儿吃时可切成小块。

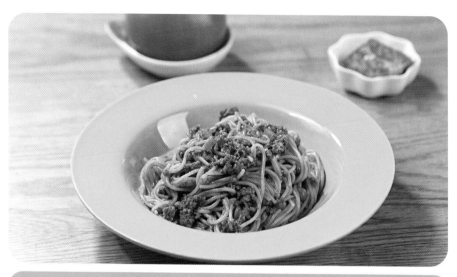

番茄牛肉意面

食材： 意大利面25克，番茄30克，牛肉25克，洋葱20克，核桃油5克。

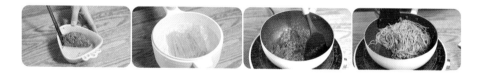

做法：

◆ 将番茄划十字刀，用开水浸泡，去皮后切丁备用。

◆ 洋葱切成末，牛肉加淀粉剁成肉末。

◆ 意大利面提前煮软，捞出备用。

◆ 锅中倒入适量油，放入牛肉糜、番茄丁、洋葱末，爆炒至肉末变
色、番茄出汁，放入煮好的意大利面，翻炒均匀后盛出即可。

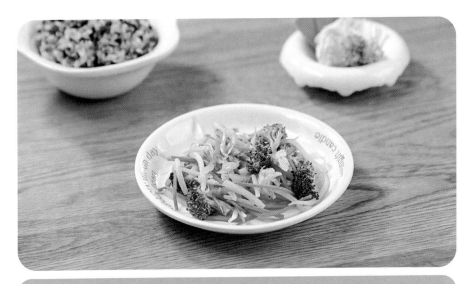

清炒时蔬

食材：白菜20克，胡萝卜10克，西蓝花10克，绿豆芽10克，亚麻籽油5克，葱末少许，食盐少许。

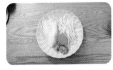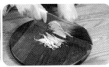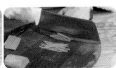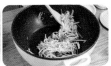

做法：

◆ 白菜、胡萝卜洗净切丝，西蓝花洗净切碎，绿豆芽洗净备用。

◆ 锅内倒油加热，先放葱末，后放入蔬菜快炒，再加入食盐炒即可。

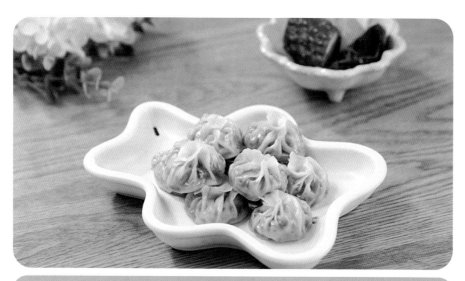

多彩蔬菜包子

食材： 包子皮50克，西葫芦20克，木耳20克，黄瓜20克，胡萝卜20克，豆干20克。

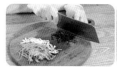 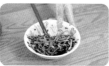 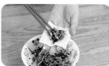 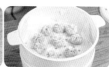

做法：

◆ 西葫芦擦丝，用盐腌出水分。

◆ 木耳、黄瓜、胡萝卜、豆干洗净后切丝，并提前焯水。

◆ 将所有食材放在一个碗里，加入酱油、盐、油搅拌均匀。

◆ 包成合适大小的包子后上锅蒸熟即可。

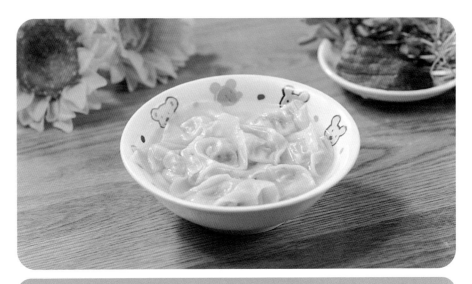

荠菜猪肉小馄饨

食材： 馄饨皮若干张，猪肉糜50克，荠菜25克，葱花和姜末适量，白胡椒粉和食盐适量。

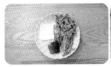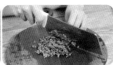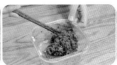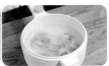

做法：

◆ 将荠菜洗净切碎，与猪肉糜混合，加入适量葱花、姜末、白胡椒粉、食盐搅拌均匀。

◆ 用馄饨皮包好馅料，待水烧开后放入馄饨，煮沸后加一次冷水，再次煮沸后捞出即可。

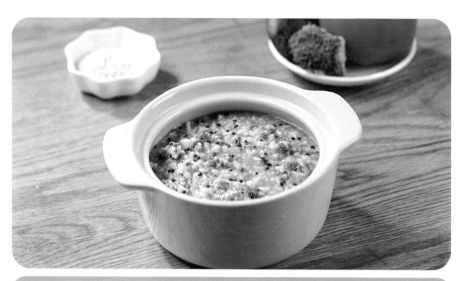

番茄牛肉西蓝花烩饭

食材： 大米30克，藜麦10克，小米10克，牛肉20克，番茄10克，西蓝花10克，香菇10克，核桃油5克，清高汤、淀粉适量。

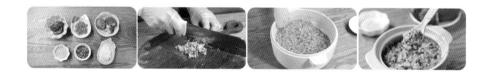

做法：

◆ 大米、藜麦、小米洗净后加入150毫升清水煮成软饭备用。

◆ 番茄、西蓝花、香菇洗净切成末。

◆ 牛肉加淀粉，剁成肉末。

◆ 小锅中加入清高汤，放入牛肉末、香菇末煮软。

◆ 加入蒸好的软饭、番茄末、西蓝花末拌匀，小火煮至浓稠即可。

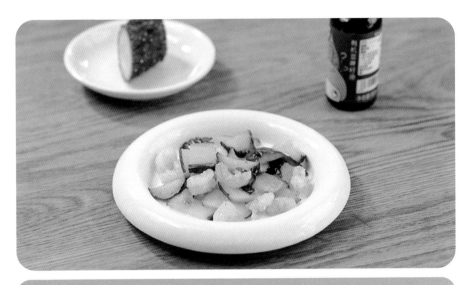

黄瓜炒虾仁

食材：虾仁25克，黄瓜50克，亚麻籽油5克，食盐少许。

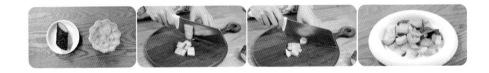

做法：

◆ 将虾仁解冻后切丁备用，黄瓜洗净切成片备用。

◆ 热锅冷油，将虾仁丁和黄瓜片下锅快速翻炒1分钟，出锅前可酌情加入食盐。

二、19～24月龄幼儿

19～24月龄的幼儿到了需要锻炼口腔肌肉的时间了，在食谱设计中除了进行食物多样化和合理搭配外，还需要提供一些块状、能够锻炼肌肉的食物。

（一）食谱推荐

表3-3中列出了19～24月龄幼儿的7日食谱。

（二）食谱解析

19～24月龄幼儿每天的能量需要量约为900千卡，表3-3中7日食谱提供的能量在900千卡左右，可以满足幼儿对于能量的需要。18月龄以后，幼儿的食谱主要以饭菜为主、喝奶为辅了，并且要逐渐过渡到和全家人同桌就餐。对幼儿来说，咀嚼是消化食物的必需步骤，也是刺激牙齿发育的利器，还能锻炼面部肌肉。为了锻炼咀嚼的能力，有意识地调整幼儿食物的性状是很好的方法。本食谱包含了包子、饺子、粥、三明治、面、饭、饼等各种性状的食物，可以很好地帮助幼儿锻炼咀嚼能力。此外，为了每天都为幼儿补充维生素D和钙，帮助其骨骼的发育，食谱中包含了维生素D和钙较多的食物，如海鱼、动物肝脏、蛋黄中含有维生素D相对较多，牛奶、酸奶、奶酪等奶制品以及香菇、西蓝花等蔬菜都是获取钙的优质食材。为了实现食物多样化，本阶段每日食谱中的食物种类均超过12种，7日食谱中的食物种类超过了60种，丰富的食物种类给家长提供了更多的搭配选择和烹调方式选择。

表3-3　19～24月龄幼儿的7日食谱

天数	7:00 第一餐	10:00 加餐+第一次奶	12:00 第二餐	15:00 加餐+第二次奶	18:00 第三餐	21:00 第三次奶
第一天	香菇鸡肉粥（鸡肉20克，大米20克，小香菇10克）+菠菜土豆卷*（土豆20克，菠菜10克，鸡蛋50克，胡萝卜10克，面粉15克，亚麻籽油5克）	葡萄（100克）+母乳/配方奶/牛奶*（150毫升）	番茄鸡肉面（意大利面25克，番茄20克，牛肉15克，洋葱10克）+豆腐鱼汤*（去刺鳕鱼10克，豆腐20克，核桃油5克）	苹果山药饼（苹果50克，山药25克，粘米粉10克）+母乳/配方奶/牛奶*（150毫升）	青豆软饭（大米20克，青豆10克）+清炒油菜*（油菜15克，大豆油5克）+什锦虾仁汤*（虾仁10克，木耳10克，西蓝花10克，口蘑10克）	母乳/配方奶/牛奶*（200毫升）
第二天	白菜香菇肉包*（面团20克，猪肉15克，白菜叶10克，香菇10克）+红薯燕麦粥*（燕麦15克，红薯10克，去核红枣10克，牛奶100毫升）	哈密瓜块（100克）+母乳/配方奶/牛奶*（150毫升）	番茄肉酱烩饭（大米30克，小米10克，牛里脊25克，番茄20克，胡萝卜10克，香菇10克，核桃油5克）+油菜炒猪肝*（油菜20克，猪肝20克，亚麻籽油5克）	蒸南瓜块（南瓜20克）+母乳/配方奶/牛奶*（150毫升）	黄瓜鲜虾面*（蝴蝶面20克，黄瓜15克，虾仁15克）+西葫芦炒青菜（西葫芦20克，青菜20克，亚麻籽油5克）	母乳/配方奶/牛奶*（200毫升）
第三天	紫薯小米粥（紫薯30克，小米20克，牛肉松10克）	苹果块（100克）+母乳/配方奶/牛奶*（150毫升）	鲜虾韭菜鸡蛋小馄饨*（馄饨皮15克，虾仁20克，韭菜25克，鸡蛋1个）+茄汁花菜（茄子30克，花椰菜20克，核桃油5克）	果蔬溶豆（30克）+母乳/配方奶/牛奶*（150毫升）	紫米软饭（大米25克，紫米10克）+丝瓜花甲汤*（去壳花甲10克，丝瓜20克）+玉米排骨煲（仔排40克，玉米30克，胡萝卜20克，亚麻籽油5克）	母乳/配方奶/牛奶*（200毫升）
第四天	胡萝卜土豆饼*（胡萝卜20克，土豆20克）+银耳红薯羹（银耳20克，红薯15克，去核红枣10克，枸杞10克）	蓝莓（100克）+母乳/配方奶/牛奶*（150毫升）	鱼汤面*（鳕鱼30克，鱼丸15克，蝴蝶面35克，鸡蛋1个）+青菜豆腐汤*（青菜30克，豆腐20克）	酸奶水果吐司（软吐司20克，无糖酸奶20克，草莓30克）+母乳/配方奶/牛奶*（150毫升）	番茄土豆烩饭（大米20克，紫米10克，番茄30克，土豆20克）+芦笋炒虾仁*（虾仁20克，芦笋20克，亚麻籽油30克）	母乳/配方奶/牛奶*（200毫升）

天数	7:00 第一餐	10:00 加餐+第一次奶	12:00 第二餐	15:00 加餐+第二次奶	18:00 第三餐	21:00 第三次奶
第五天	小米南瓜粥（南瓜10克，小米20克）+虾仁滑蛋三明治*（鸡蛋1个，牛奶30毫升，虾仁25克，番茄20克，生菜10克，全麦面包2片）	雪梨块（100克）+母乳/配方奶/牛奶*（150毫升）	香菇鸡腿烩面*（蝴蝶面25克，脱骨鸡腿10克，青菜20克，香菇10克，青虾仁25克，番茄虾滑汤*（虾肉25克，番茄20克，鸡蛋1个，芝麻油5克）	香甜南瓜饼*（南瓜20克，低筋面粉10克，亚麻籽油5克）+母乳/配方奶/牛奶*（150毫升）	青菜牛肉面*（牛肉15克，青菜20克，造型面25克）+三鲜菌菇汤（嫩豆腐10克，白玉菇10克，香菇10克，菠菜10克）	母乳/配方奶/牛奶*（200毫升）
第六天	时蔬鸡蛋饼（土豆10克，胡萝卜10克，鸡蛋1个）+谷物杂粮粥（大米20克，黑米10克，红豆10克，去核红枣10克）	橙子块（100克）+母乳/配方奶/牛奶*（150毫升）	什锦猪肉饺子（饺子皮20克，猪肉馅30克，香菇20克，木耳20克，胡萝卜10克，白菜10克，海带20克）+海带豆芽汤（豆芽20克，海带10克）	鳕鱼肠（20克）+母乳/配方奶/牛奶*（150毫升）	菠菜猪肝面（蝴蝶面30克，猪肝15克，菠菜20克）+娃娃菜焖鸡腿（脱骨鸡腿30克，娃娃菜20克，核桃油5克）	母乳/配方奶/牛奶*（200毫升）
第七天	鲜肉肉包*（饺子皮20克，猪肉馅25克，白菜15克，香菇15克）+香菇蒸蛋羹（香菇10克，鸡蛋1个）	火龙果块（100克）+母乳/配方奶/牛奶*（150毫升）	麻酱鸡丝拌面（细面35克，鸡胸肉25克，黄瓜20克，绿豆芽20克）+白灼时蔬（生菜20克）	土豆时蔬饼*（土豆20克，胡萝卜20克，面粉10克，核桃油5克）+母乳/配方奶/牛奶*（150毫升）	小米软饭（大米25克，小米10克）+紫菜虾仁汤（虾仁25克，紫菜10克）+清炒时蔬（白菜叶10克，胡萝卜10克，大豆油5克）	母乳/配方奶/牛奶*（200毫升）

注：1. 19～24月龄婴儿每天适量添加亚麻籽油和核桃油，不超过15克；建议添加含碘食盐，每天不超过1.5克。

2. 进餐时间以15～30分钟为宜，提倡回应式喂养。

*鸡蛋、鱼、虾、豆腐、面条和饼（小麦粉）、牛奶均为可能含有潜在的致敏成分。

（三）典型食物制作方法

19～24月龄幼儿以条状、球块状、固体食物但质地硬度相对于成人较松软的食物为主，在此特提供9种典型食物的制作方法及步骤。

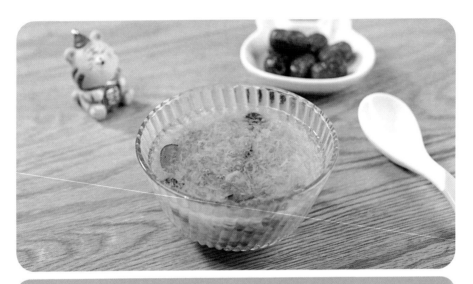

银耳红薯羹

食材： 银耳20克，红薯15克，去核红枣10克，枸杞10克。

做法：

◆ 银耳先煮出胶后加红薯、红枣、枸杞，全部煮熟后即可。

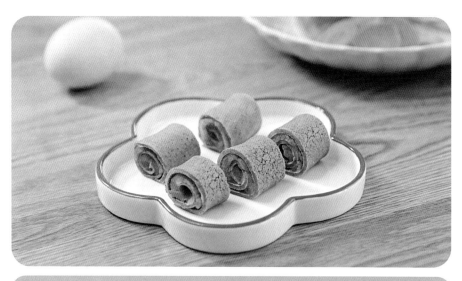

菠菜土豆卷

食材： 土豆20克，菠菜10克，鸡蛋50克，胡萝卜10克，面粉15克，亚麻籽油5克。

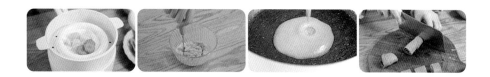

做法：

◆ 土豆蒸熟压成泥，胡萝卜洗净切碎，菠菜焯水备用。

◆ 菠菜焯水沥干水分后切碎，加入鸡蛋搅打成泥，再加入面粉搅拌均匀。土豆胡萝卜搅拌均匀。

◆ 锅中刷油，倒入菠菜面糊，小火煎至一面定型后翻面，两面煎至熟透。

◆ 将土豆胡萝卜泥均匀涂抹在菠菜饼上，从一头卷起来，切成小份即可食用。

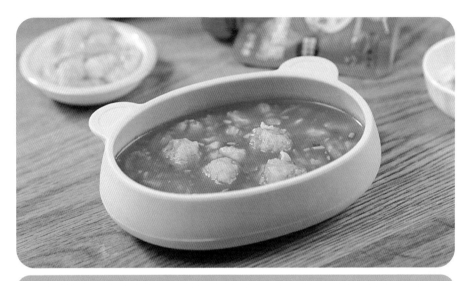

番茄虾滑汤

食材：虾肉25克，番茄20克，鸡蛋1个，芝麻油5克，番茄酱、食盐、蒜泥、香葱适量。

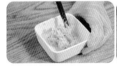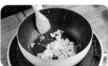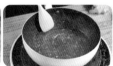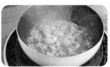

做法：

◆ 虾肉剁成泥，加入一勺淀粉，再加少许盐和香葱抓匀。

◆ 番茄去皮切丁备用。

◆ 鸡蛋打入碗中搅散后炒熟炒散备用。

◆ 锅底刷油爆香蒜泥，加入番茄丁炒出汁，加入一勺番茄酱，然后加水煮开。

◆ 加入虾滑煮熟，再放入鸡蛋碎煮5分钟，加入适量的盐调味。

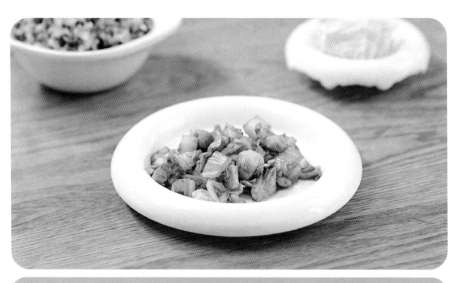

娃娃菜焖鸡腿

食材：脱骨鸡腿30克，娃娃菜20克，核桃油5克，葱、姜、蒜少许，蚝油、酱油适量。

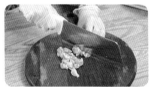 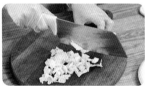 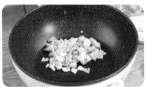

做法：

◆ 脱骨鸡腿切块，加葱、姜、蒜抓匀腌制10分钟。

◆ 娃娃菜洗净切成小块。

◆ 锅中刷油，下葱花、蒜片爆香，下入鸡腿肉炒至变色。

◆ 加入娃娃菜炒软，各加入一勺蚝油和酱油翻炒均匀，盖盖子焖3分钟，出锅撒葱花。

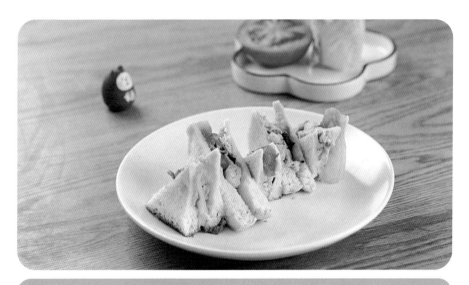

虾仁滑蛋三明治

食材： 鸡蛋1个，牛奶30毫升，虾仁25克，番茄20克，生菜10克，全麦面包片2片，黑胡椒和海盐适量。

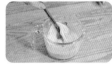 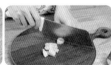 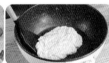 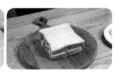

做法：

◆ 鸡蛋打入碗中，加入少量牛奶搅拌均匀。

◆ 虾仁切碎，加入蛋液中拌匀。

◆ 锅中刷油，倒入蛋液轻轻划散，盛出备用。

◆ 番茄切片，和洗净的生菜适当过油加热。

◆ 取2片全麦面包煎热，铺上番茄、生菜和滑蛋，用保鲜膜包起来，切成小份食用。

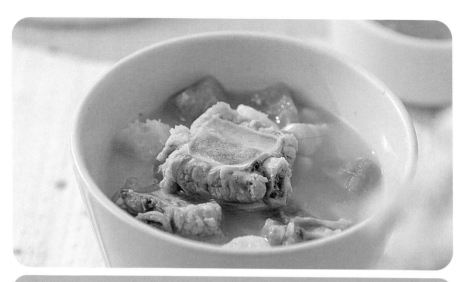

玉米排骨煲

食材：仔排40克，玉米30克，胡萝卜20克，亚麻籽油5克，姜片、调味粉少许。

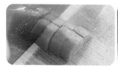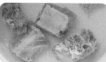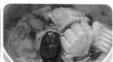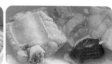

做法：

◆ 仔排切合适大小后用清水冲洗，加姜片焯水洗净。

◆ 玉米和胡萝卜切小块。

◆ 将仔排、玉米和胡萝卜放入砂锅，加水煮开后，盖上盖子小火焖煮25分钟。

◆ 加入少许亚麻籽油、调味粉调味即可。

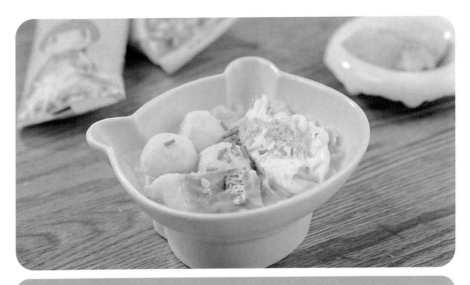

鱼汤面

食材：鳕鱼30克，鱼丸15克，蝴蝶面35克，鸡蛋1个，葱花、食盐、鲜菇粉适量。

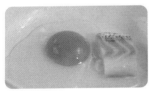 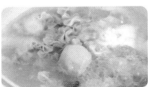 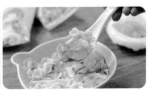

做法：

◆ 锅底刷油，将鱼和鸡蛋煎熟，加适量清水煮至汤变白。

◆ 加入蝴蝶面和鱼丸，煮熟。

◆ 加适量的盐和鲜菇粉调味，最后撒上葱花出锅。鱼肉弄成小块给幼儿吃。

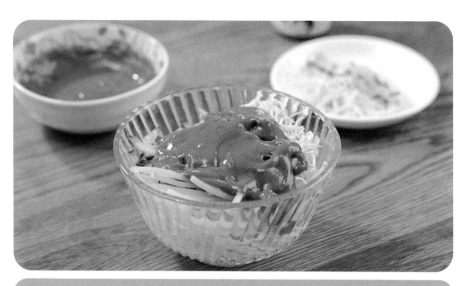

麻酱鸡丝拌面

食材： 细面35克，鸡胸肉25克，黄瓜20克，绿豆芽20克，花生酱1勺，生抽1勺。

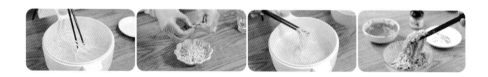

做法：

◆ 将豆芽洗净，焯水断生后捞出。

◆ 将黄瓜洗净，切成丝备用。

◆ 将鸡胸肉煮熟，撕成鸡丝。

◆ 将花生酱、生抽和适量热水搅拌均匀，制成凉面的酱汁。

◆ 将细面煮熟后捞出，和鸡丝、豆芽、黄瓜丝混合，淋入酱汁搅拌均匀即可。

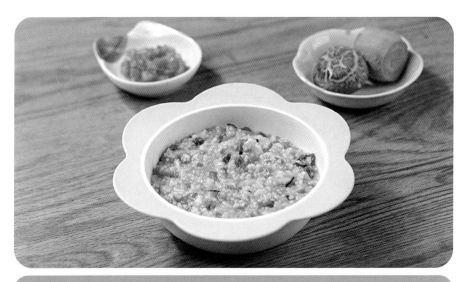

番茄肉酱烩饭

食材：大米30克，小米10克，牛里脊25克，番茄20克，胡萝卜10克，香菇10克，核桃油5克。

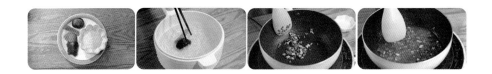

做法：

◆ 大米、小米淘净后加入适量的水蒸熟。

◆ 牛里脊切小块，用食用油和玉米淀粉腌制15分钟。

◆ 胡萝卜、香菇锅中焯水后切碎，番茄去皮去籽切小块。

◆ 锅中倒入热油，倒入牛肉翻炒变色后捞出备用。继续倒入油，将香菇翻炒出香味，再加入胡萝卜翻炒一会儿捞出备用。

◆ 另起锅倒入番茄炒出汁，倒入炒好的料，加入适量的清水煮至汤汁浓郁，再加入煮好的米饭滴入核桃油搅拌即可。

第六节　喂养问答

一、幼儿不喜欢吃蛋怎么办？

蛋中含有除维生素C以外的人体所需的多种营养素，尤其是富含蛋白质、必需脂肪酸、铁、锌等，是适合作为婴幼儿辅食的优质食材之一。有些幼儿可能因为口感或味道等不喜欢吃蛋，以下是一些可以尝试的方法。

（1）不同的烹调方式。蛋可以用煮、炒、烤等多种方式烹制，也可以做成蛋饼、蛋卷，可以尝试不同的烹调方式看看孩子是否喜欢。

（2）混合其他食物一起食用。例如，将蛋打散后加入一些蔬菜（如土豆、胡萝卜）或者肉末一起炒，或者加入面粉、牛奶等做成蛋糕、蛋羹等。

（3）可以尝试不同种类的蛋。如果孩子不喜欢鸡蛋的味道，可以试试鹌鹑蛋、鸭蛋等其他蛋类。

（4）咨询医生或营养师。如果孩子一直不喜欢吃蛋或者有营养不良等情况，可以咨询医生或营养师，寻求专业建议。

在这些尝试过程中一定不要强迫孩子。如果孩子不喜欢吃蛋，不要强迫他们去吃，可以逐渐引导他们尝试，也可以在其他方面为他们提供足够的蛋白质和营养。

需要注意的是，鸡蛋是一种营养丰富的食品，其中含有丰富的蛋白质、维生素和矿物质等，但鸡蛋作为八大过敏原之一对孩子来说也有可能会引起过敏或不适，如果孩子出现任何不适症状，应立即就医。

二、幼儿便秘怎么办？

便秘一般指的是每周排便次数少于2～3次，且排便费力，大便干结或量少。幼儿便秘的症状可能因幼儿的年龄、饮食习惯和个人差异而有所不同，一般表现为食欲不振、进食量减少、腹痛、腹胀等症状，严重的可能还会出现疼痛、腹泻、发热、呕吐等症状。幼儿的便秘多由饮食习惯及不合理的生活方式引起，可以从日常入手，合理饮食，养成良好的生活习惯。

（1）增加饮水量：适量饮水可以帮助软化大便，使其更容易排出。2~3岁幼儿每日饮水量应为600~700毫升，4~5岁幼儿应到700~800毫升。

（2）增加膳食中的纤维：含有丰富纤维素的水果、蔬菜、全谷类食品等可以帮助增加大便体积，促进肠道蠕动。

（3）适量运动：适量的运动可以刺激肠道蠕动，促进大便的排泄。幼儿每日户外游戏或运动要不少于1小时，但要注意避免过度疲劳。

（4）建立规律的排便习惯：尽量培养幼儿规律的排便习惯，每天在同一时间去厕所，这有助于调节肠道功能。需要注意的是，孩子排便时间不宜过长，以5~10分钟为宜。

（5）尝试食用温热的食物：如蒸熟的胡萝卜、南瓜等，可以刺激肠道蠕动，帮助排便。

如果幼儿的便秘问题持续较长时间，或者出现腹痛、呕吐、血便等症状，应及时就医寻求专业帮助，避免因便秘而导致其他严重的健康问题。

三、为什么幼儿需要足够的钙?

幼儿需要足够的钙是因为钙是构建骨骼和牙齿的重要矿物质之一，对于幼儿的生长和发育非常重要。钙可以支持骨骼和牙齿的发育，在幼儿的成长过程中，钙是骨骼和牙齿发育所必需的重要矿物质。钙也能起到促进神经和肌肉功能的作用，在神经和肌肉功能中发挥重要作用，包括帮助神经和肌肉传递信号和协调运动。因此，对于幼儿的生长发育和健康，足够的钙摄入是必需的。

建议幼儿每天摄入足够的钙，具体的需求量会因幼儿的年龄、性别和身体状况而有所不同，如2～3岁幼儿钙需要量为600毫克/天，4～5岁为800毫克/天。食用含钙丰富的食物可以补钙，一些奶制品，如牛奶、酸奶、乳酪等是钙的良好来源；豆类，如豆腐、黄豆、绿豆等含有较高的钙，每100克的豆腐含有约160毫克的钙；坚果类，如杏仁、核桃也是不错的补钙食物，每100克的杏仁含有约260毫克的钙；一些绿色蔬菜，如菠菜、苋菜也有丰富的钙，但其吸收率低。

不能只吃单一的食物来补钙，而应该采取多样化的饮食结构，配合日常的户外活动，以促进幼儿的健康成长。另外，如果幼儿的饮食中缺乏足够的钙，可以考虑添加钙补充剂，但最好是在医生或营养师的指导下进行。

四、幼儿总是不爱吃蔬菜怎么办？

蔬菜是膳食纤维的主要来源，还富含矿物质。蔬菜的营养价值很高，为什么有的孩子就是不爱吃呢？这是因为孩子的味觉跟成人都有一定差异，在吃蔬菜的时候可能会觉得有怪味道。我们可以从以下几个方面入手。

（1）添加辅食的时候，应做到多样添加。特别是在初期添加辅食的时候，应尽量多地让幼儿尝试不同种类的蔬菜及不同口味，均衡添加，以预防幼儿挑食、偏食。

（2）改变蔬菜的形态。可以把蔬菜切得细碎一些，混在其他食物中制成不同形态，如饺子、菜粥、馅饼、蒸糕、蔬菜饼等，让幼儿基本看不到蔬菜本身，但在吃这些食物时保证足量蔬菜的摄入。

（3）把蔬菜拟人化。对于年龄较小的孩子，在日常给他们讲故事的时候，可以把蔬菜拟人化，讲蔬菜之间的故事；又或者赋予蔬菜很厉害的能力，如"大力水手"和菠菜等，引导孩子主动摄入。

（4）家长以身作则，多吃蔬菜。日常就餐时，家长也要多吃蔬菜，给幼儿做榜样，鼓励他们多吃蔬菜。

但需要注意的是，蔬菜中多含有的草酸、植酸等容易影响矿物质的吸收，在食物制作中可以通过焯水的方式去除，以提高矿物质的吸收利用率。在初期添加辅食的时候可以选择容易软烂的根茎类、茄果类等蔬菜，如胡萝卜、南瓜、番茄、茄子、土豆等。

五、1岁之后可以喝酸奶和吃奶酪吗？这些算奶量吗？

奶类是优质的蛋白质和钙来源，奶类中钙和磷的比例非常合适，很利于钙的吸收。1岁之后，幼儿就可以摄入各种各样的乳制品了。冷藏的巴氏杀菌奶、超高温灭菌奶、酸奶、天然低钠的奶酪都很适合幼儿，这些可以算作奶量，但要像添加辅食一样，少量地给幼儿吃，在观察孩子没有异常或过敏反应后，再逐渐加量。可以按照以下式子折算乳制品的量：300毫升牛奶≈300毫升酸奶≈37.5克奶粉≈30克奶酪（按照与鲜奶的蛋白质比折算）。

幼儿到了1岁之后，母乳和配方奶就不再是他们所需营养的主要食物来源了，如果幼儿日常能摄入足量的普通牛奶、酸奶、奶酪等乳制品用于补充优质蛋白质和钙，那么配方奶就没有那么重要了，相比喝什么奶、喝到几岁，饮食均衡更加重要。不同奶制品，如鲜奶（杀菌乳）、常温奶（灭菌乳）、酸奶、奶粉或奶酪等的营养成分差别不大，都可以选择。其中，酸奶应选择添加糖少的，奶酪应选择含盐量低的。乳糖不耐受的孩子，可选择酸奶、奶酪或其他低乳糖产品。但要注意，现挤的生牛奶，没有经过巴氏杀菌的奶，加入了各种糖和香精的"儿童牛奶"，蛋白质含量低、糖含量高的含乳饮料等都不适合给孩子喝。

第四章

如何做到学龄前儿童均衡膳食

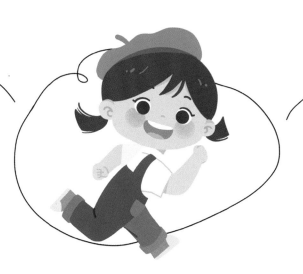

第一节　学龄前儿童的生长发育特点

学龄前儿童是指尚未达到入学年龄的儿童，一般指2~5周岁的儿童。这个阶段的儿童神经系统及骨骼等组织器官发育迅速，新陈代谢旺盛。这个阶段的儿童的生长发育水平也与其青少年期和成人期的健康状况密切相关。与婴幼儿期膳食模式相比，学龄前儿童的膳食结构与饮食行为逐步向成人过渡，所摄入的食物种类和膳食模式已经接近成人，是其膳食模式和饮食习惯形成的关键时期。因此，学龄前儿童营养健康和形成健康的饮食行为变得极为重要。家长应更加关注儿童的日常膳食结构，以满足其生长需求，养成不偏食、不挑食、自主进餐的饮食习惯。

一、学龄前儿童的体格发育特点

体重： 与婴幼儿期相比，学龄前儿童的体格发育速度相对减慢，但仍然保持稳步增长。该阶段的儿童平均每年体重增加1.5~2.0千克。体重的推算公式为：体重（千克）=年龄×2+7（或8）。家长应该注意儿童的体重变化，如果儿童体重过轻或体重增加缓慢，可能是儿童短期内出现了营养不良或膳食搭配不合理的情况。当儿童的体重太重或者增加得很快时，要有意识地调整食物的摄入量和食物种类，比如严格控制油炸食物、肥肉等高热量食物的摄入。

身高： 与婴幼儿期相比，学龄前儿童的身高增长速度相对减慢。该阶段儿童的身高平均每年增长5~6厘米。身高的推算公式为：身高（厘米）=年龄×7+70。这个阶段儿童的下肢生长发育的速度较快，故体形会比幼儿时期瘦，家长不用太过担心。

头围：头围的大小关系到儿童大脑的发育情况，其头围增长的速度是逐渐减缓的。一般2岁时达到48厘米，2~3岁再增长1.5厘米，满3岁时头围大概在49.5厘米，5岁时头围应当在50~51厘米。儿童头围过大或过小都不是正常的现象，必要的时候需要到医院进行检查。

胸围：关注胸围的大小可以进一步了解儿童的体格发育是否正常。随着孩子的逐渐长大，满2岁以后，学龄前儿童的胸围会超过头围。一般来说，头围（厘米）加上年龄减去1厘米，就能够得到儿童的标准胸围了。如果家长通过计算公式得出的结果和标准值有差距的话，要及时带孩子去医院进行检查，以免孩子出现发育异常。

二、学龄前儿童的器官发育特点

（一）消化系统

学龄前儿童在2岁半至3岁左右时，其20颗乳牙会全部萌出，咀嚼能力、进食能力也会随着年龄的增长而增强，但与成人相比还是存在差距。在这个阶段，儿童的咀嚼能力仅能达到成人的40%，消化能力也仍有限，该阶段儿童的膳食应特别烹制，不能过早地食用和成人一样的膳食，以免导致消化吸收紊乱，造成营养不良。家长或托幼机构应该给儿童提供质地柔软、营养素含量丰富的食物。下面依次来看消化系统的发育情况。

口腔：学龄前儿童的口腔处于生长发育的重要阶段和关键时期。该阶段处于恒牙萌发之前，属于乳牙时期。2~4岁期间，儿童的牙排列紧密，切缘及𬌗面尚无显著磨耗，乳牙位置较正。4~5岁期间，儿童的牙排列不紧密，前牙间隙逐渐形成，牙的切缘及𬌗面产生显著磨耗。同时，这个阶段是儿童龋齿的高峰期。该阶段牙弓开始发生变化，出现牙间隙，为换牙做准备，但易造成食物嵌塞，引发邻面龋齿。提倡每6个月接受一次口腔健康检查，培养儿童早晚刷牙、餐后漱口的习惯。

食道和胃：学龄前儿童的食管比成人明显长而窄，黏膜细嫩，管壁发育不成熟；胃壁薄，弹性差，胃蠕动慢，胃液中消化酶含量低，胃腺数目少，分泌的消化液较少且酸度低。这个阶段儿童消化食物的能力较弱，加之胃容量小、排空速度快，所以饮食宜少食多餐且营养丰富。

肠道：学龄前儿童的小肠总长度比成人相对长，而且通透性比较好，有利于食物的吸收。但食物停留时间也长，十分容易被吸收而造成便秘。同时，由于腹腔脂肪少，小肠固定性差，因而容易发生肠套叠。因此，建议学龄前儿童在日常膳食之外，可适量补充益生元、益生菌及其制品，有助于综合调节儿童肠道健康。

肝脏：肝脏的发育，一般是年龄越小，肝脏相对越大。早期由于肝脏发育不完善，胆汁的分泌量较少，所以对脂肪的乳化能力较差，不利于脂肪的进一步消化。因此，学龄前儿童不喜欢太油腻的食物。此外，该阶段儿童的肝糖原储存较少，加上活泼好动，更容易饿，所以这个阶段儿童的进餐次数比成人要多，往往还需要加餐。这个阶段儿童的肝脏解毒能力还处于较弱的状态，膳食中提供的蛋白质不宜过多，以防止蛋白质代谢而增加肝脏的负担。家长应该在膳食组成及烹调加工方法上注意调整、改进。

胰腺：学龄前儿童早期胰腺的分泌能力较差，酶的活性较低，因此对淀粉和脂肪的消化能力较弱，主要依赖小肠液的消化。随着年龄的不断增长，其胰腺的功能也逐步加强，对淀粉、脂肪的消化能力不断提高。

（二）大脑和神经系统

学龄前期是大脑和神经系统发育的关键时期。4~5岁时，脑组织进一步发育，达到成人脑重的86%~90%。3岁时，神经细胞的分化已经基本完成。该阶段儿童的综合分析能力明显增强，行为变得更有目的、更有意识，模仿力极强，并有一定的感情色彩。智力发育也较迅速，脑及神经系统发育逐渐成熟，并接近成人。在此阶段，儿童需要大量的蛋白质、脂肪、微量元素以满足大脑和神经系统的生长发育。

第二节　7大营养素需求与目标

　　学龄前儿童活泼好动，消耗量大。他们的生长速度仍属于迅速增长阶段，对热能和各种营养素的需要量逐渐升高，每千克体重的需要量高于成人。根据学龄前儿童的生长发育特点，合理调整膳食结构和营养素的供给，为学龄前儿童健康成长提供充足的物质基础。

一、能量

　　学龄前儿童正在生长发育期，活动能力增强，活动量增大，热能消耗增多，其能量需要量仍相对高于成人。男、女儿童2～3岁时的能量供给分别为1100千卡/天和1000千卡/天；4岁时，能量供给量分别为1450千卡/天和1400千卡/天；5岁时，分别增至1600千卡/天和1450千卡/天。与幼儿相似，家长也应注意能量需要的个体差异，既要防止儿童能量摄入不足，也要防止摄入过多。

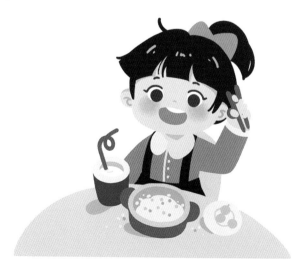

二、7大营养素

（一）蛋白质

学龄前儿童的肌肉组织发育较快，再加上内脏器官增长、酶和激素等合成机能的成熟，均需要大量蛋白质。中国营养学会建议，该阶段的儿童每日蛋白质供给量为45～55克，优选优质蛋白质，其中，源于动物性食物的蛋白质应占50%。一般而言，1个鸡蛋约含6.5克蛋白质，300毫升牛奶约含9克蛋白质，100克鱼肉、鸡肉或瘦肉可提供约17克蛋白质。其他蛋白质可以由植物性食物或者豆类提供。

（二）碳水化合物

学龄前儿童的膳食基本完成了从奶和奶制品为主到以谷类为主的过渡，谷类中所含有的丰富碳水化合物是其能量的主要来源。每日每千克体重约需要碳水化合物15克，约为总能量的50%～65%，但不宜食用过多的精制糖和甜食，应以粗粮谷类为主。

（三）脂肪

儿童生长发育所需的能量、免疫功能的维持、脑的发育和神经髓鞘的形成都需要脂肪，尤其是必需脂肪酸。学龄前儿童每日每千克体重需要总脂肪约4～6克，占总能量的30%～35%，亚油酸供能不应低于总能量的4%，亚麻酸供能不应低于总能量的0.6%。建议选用富含α–亚麻酸的植物油，如亚麻籽油、核桃油、大豆油、低芥酸菜籽油或脂肪酸比例适宜的植物调和油。在食物选择方面，也可多选用富含n–3长链多不饱和脂肪酸的水产品。

（四）矿物质

学龄前儿童正处于生长发育期，需要提供能够满足身体发育所需的矿物质。这个阶段要特别注意碘的补充。

钙： 学龄前儿童钙需要量2～3岁时为600毫克/天，4～5岁时为800毫克/天。食物钙的平均吸收率为35%。奶及奶制品中的钙含量丰富、吸收率高，是儿童最理想的钙来源。豆类及豆制品尤其是大豆、黑豆的含钙量也较丰富。此外，芝麻、小虾皮、海带等也含有一定量的钙。为了保证学龄前儿童钙的适宜摄入水平，奶的摄入量不低于300毫升/天。

铁： 铁缺乏容易引起缺铁性贫血，是儿童时期最常见的疾病。《中国居民膳食营养素参考摄入量（2013版）》建议，学龄前儿童铁的推荐摄入量为9～10毫克/天，可耐受最高摄入量是25～30毫克/天。来自动物性食品中的血红素铁吸收率一般在10%或以上，高于来自植物性食物中的非血红素铁。因此，动物肝脏、动物血、瘦肉是铁的良好来源。

锌： 锌缺乏的儿童会出现味觉下降、厌食甚至异食癖、嗜睡、面色苍白等症状，且会因抵抗力差而易患各种感染性疾病等，严重者生长迟缓。《中国居民膳食营养素参考摄入量（2013版）》建议，学龄前儿童铁的推荐摄入量为4～5.5毫克/天。除牡蛎、扇贝外，鱼、蛋、肉等食物的锌含量也十分丰富，利用率也较高。

碘： 儿童是对缺碘敏感的人群。《中国居民膳食营养素参考摄入量（2013版）》中建议，为减少因碘缺乏导致的儿童生长发育障碍，学龄前儿童碘的推荐摄入量为90微克/天，可耐受最高摄入量是200微克/天。含碘较高的食物主要是海产品，如海带、紫菜、海鱼、虾、贝类等。为保证这一摄入水平，除必须使用碘强化食盐烹调食物外，还建议每周至少摄入1次海产品。

（五）维生素

维生素A： 维生素A对学龄前儿童的生长、视觉、免疫力等有重要的作用。可考虑每周摄入1次富含维生素A的动物肝脏，每天摄入一定量的蛋黄、牛奶，或在医生指导下补充鱼肝油，获得可直接利用的维生素；也可每日摄入一定量的深绿色或黄红色蔬菜补充维生素A原，即胡萝卜素。维生素A的可耐受摄入量为2毫克/天。

B族维生素： 维生素B$_1$、维生素B$_2$和烟酸在保证儿童体内的能量代谢以促进其生长发育方面具有重要作用。这3种B族维生素常协同发挥作用。膳食中维生素B$_1$主要源于非精制的粮谷类、坚果、鲜豆、瘦肉和动物内脏，发酵生产的酵母制品也含有丰富的B族维生素。

维生素C： 典型的维生素C缺乏症目前已经不常见，但亚临床缺乏症对健康的潜在影响已经受到特别的关注，如免疫力降低、患慢性病的危险增加等。维生素C主要源于新鲜的蔬菜和水果，尤其是鲜枣类、柑橘类水果和有色蔬菜，如柿子椒、油菜、韭菜、菜花等。2～3岁儿童维生素C的推荐摄入量为40毫克/天，4～5岁的推荐摄入量为50毫克/天。通常，果蔬汁中的维生素C随着储存时间的延长会发生氧化降解，因此建议直接食用新鲜水果和蔬菜。

（六）膳食纤维

适量的膳食纤维是学龄前儿童肠道所必需的。全麦面包、麦片粥、蔬菜、水果是膳食纤维的主要来源。但是过量的膳食纤维在肠道易于膨胀，容易引起胃胀气或腹泻，影响食欲和营养素的吸收。日常膳食中可以通过谷类、豆类、水果和蔬菜等补充膳食纤维。

（七）水

学龄前儿童水的摄入量一般为每天600～800毫升。以白开水最好，可以少量多次饮用。少喝或者不喝含糖饮料，100%纯果汁也需要限制食用。这个阶段的儿童，通常在学校期间的饮水量会大幅减少。因此儿童回家后，应该注意多喝水。特别是大量出汗、天气炎热的时候，更应该关注儿童喝水的情况。

第三节　5大类食物的选择与搭配

　　学龄前儿童随着年龄的增长，咀嚼能力和消化能力逐渐增强，饮食逐渐由软到硬、由半流质到接近成人食物，完成了从以奶类食物为主到谷类食物为主的过渡，而且食物的种类也逐渐增多。尤其是应满足5大类食物的摄入，包括谷薯类食物、蔬菜和水果、动物性食物、奶类和豆类及其制品，以及油脂类食物，以满足学龄前儿童对各种营养成分的需要。

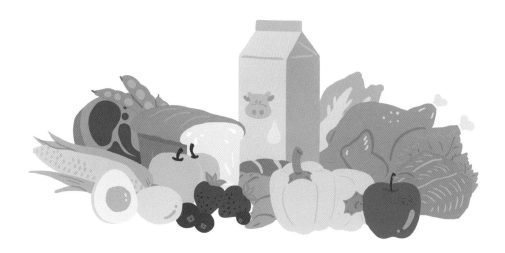

一、5大类食物的选择

　　学龄前儿童平均每天食物种类数达到12种以上，每周达到25种以上，来提供儿童生长发育所需要的各种营养成分。

（一）谷薯类

学龄前儿童应该以谷薯类食物为主。谷类食物可为儿童提供碳水化合物、蛋白质、膳食纤维和B族维生素等。根据学龄前儿童的营养需求，每天应提供75～150克谷物，薯类适量，包括面条、米饭、土豆、地瓜、山药和任何由面粉制成的食品，如面包、饼干、华夫饼和煎饼等。

（二）蔬菜、水果类

学龄前儿童应多吃新鲜蔬菜和水果。在各类食物中，蔬菜和水果可以提供丰富的矿物质、维生素和膳食纤维，应鼓励学龄前儿童适当多吃蔬菜和水果。不同蔬菜和水果的营养成分并不完全相同，不能长期相互替代。每天保证新鲜蔬菜和水果的摄入达到200～550克，每天要至少摄入3种以上新鲜蔬菜。养成良好的用餐习惯，让儿童了解到它们始终是正常膳食的一部分。

（三）动物性食物

学龄前儿童应经常吃适量的鱼、蛋、瘦肉等动物性食物。这些动物性食物可以给学龄前儿童提供优质蛋白质及脂肪、矿物质、维生素A和B族维生素。肉类中铁的吸收利用较好，鱼类特别是海产鱼所含不饱和脂肪酸有利于儿童神经系统的发育。动物肝脏含维生素A极为丰富，还富含维生素B_2、叶酸等。鱼、禽肉、兔肉等含蛋白质较高，饱和脂肪较低，建议儿童可经常吃这类食物。建议提供柔软、嫩滑的肉块，因为一些学龄前儿童发现坚硬、耐嚼的肉会有挑战性，所以并不太愿意吃。具有高瘦肉含量和低盐含量的优质香肠、肉丸营养丰富并且很受儿童喜爱。

（四）奶类、豆类和坚果类

学龄前儿童应常吃大豆及其制品，每天饮奶。奶类是优质蛋白质和钙的最佳食物来源，而且，奶制品中还含有维生素A、核黄素。应鼓励儿童每天多喝奶，每日饮用应达到350～500毫升鲜牛奶、酸奶或者相当量的奶粉等。此外，大豆及其制品富含优质蛋白、不饱和脂肪酸、钙及维生素

B_1、维生素B_2、叶酸等。建议应经常食用豆类及其制品，如菜豆、鹰嘴豆泥、小扁豆、豆腐等。

（五）烹调油和盐

学龄前儿童的膳食应清淡少盐，并正确选择零食。虽然食盐和油会为学龄前儿童补充矿物质和脂类，但学龄前儿童还是应该养成清淡饮食的习惯，也就是控盐、少油。此阶段的儿童应该尽量避免多吃煎炸的食物。日常做菜应该以清蒸、少油快炒、煨汤为主，尽量保持食物的原汁原味。烹饪时应该尽量少放或不放料酒，也不放大量油、盐、糖，可以选择天然香辛料，比如葱、姜、蒜、醋、柠檬等。

此外，学龄前儿童活泼好动，容易饥饿。应通过适当增加餐次来适应学龄前儿童的消化功能特点，以1日"3餐2点"制为宜。各餐营养素和能量合理分配，早、中、晚正餐之间加适量的食物，既保证了营养需要，又不增加胃肠道负担。通常情况下，在3餐能量分配中，早餐提供的能量约占1日的30%（包括上午10点的加餐），午餐提供的能量约占1日的40%（含下午3点的午点），晚餐提供的能量约占1日的30%（含晚上8点的少量水果、牛奶等）。

二、搭配与添加要点

（1）正餐时少用汤类代替炒菜、少用稀饭代替米饭，应该选择营养丰富、容量小、密度高的食物。

（2）尽量避免纯能量食物，如白糖、粉丝、凉粉、藕粉等。控制含糖饮料。过量摄入添加糖会对儿童的健康造成危害，增加患肥胖、龋齿等疾病的风险。含糖饮料是添加糖的主要来源，建议学龄前儿童不喝含糖饮料。饮水时首选白开水，更不能用含糖饮料代替白开水。家长应该以身作则，不喝含糖饮料。

（3）合理烹调，少调料、少油炸。烹调儿童膳食时应控制盐和糖的用量，不加味精、鸡精及辛辣料等调味品，保持食物的原汁原味，让儿童品尝和接纳食物的自然味道。建议多采用蒸、煮、炖，少用煎、炒、炸的方式加工烹调食物，有利于儿童食物消化吸收、控制能量摄入过多以及淡口味的培养。

（4）培养儿童良好的饮食习惯，如不挑食、不偏食、不暴饮暴食，定时定量进食，细嚼慢咽，不乱吃零食。此外，还要培养儿童饮食中的卫生习惯，避免因为寄生虫病造成营养不良。

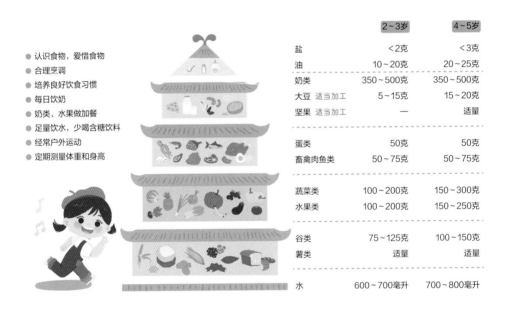

- 认识食物，爱惜食物
- 合理烹调
- 培养良好饮食习惯
- 每日饮奶
- 奶类、水果做加餐
- 足量饮水，少喝含糖饮料
- 经常户外运动
- 定期测量体重和身高

	2~3岁	4~5岁
盐	<2克	<3克
油	10~20克	20~25克
奶类	350~500克	350~500克
大豆 适当加工	5~15克	15~20克
坚果 适当加工	—	适量
蛋类	50克	50克
畜禽肉鱼类	50~75克	50~75克
蔬菜类	100~200克	150~300克
水果类	100~200克	150~250克
谷类	75~125克	100~150克
薯类	适量	适量
水	600~700毫升	700~800毫升

中国学龄前儿童平衡膳食宝塔

注：依据《中国居民膳食指南（2022）》绘制。

第四节 1日3餐膳食推荐

鉴于学龄前儿童对营养的需要，建议每日供给350～500毫升牛奶或相当量的奶制品，1个鸡蛋，50～75克无骨鱼肉、禽肉或瘦猪肉及适量的豆制品，100～300克蔬菜和100～250克水果，谷类已取代乳类成为主食，每日需75～150克。精白米软饭逐渐转变成普通米饭、面条、软饼等。并建议每周进食一次富含铁的猪肝或猪血，每周进食一次富含碘、锌的海产品。同时，这个时期的儿童也需要补充大量的水分，建议每天水的总摄入量为1300～1600毫升（包括饮水、汤），其中饮水量为600～800毫升。饮水以白开水为主。

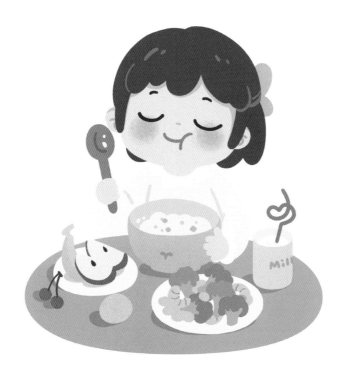

学龄前儿童每天或每周都需要摄入充足的各类营养素，以促进身体全面发育。学龄前儿童所需营养素及其主要食物来源可参考表4-1。

表4-1　学龄前儿童所需营养素及其主要食物来源

营养素	膳食来源
蛋白质	肉类（畜、禽、鱼）、蛋、动物肝、乳类、大豆、坚果、谷类、薯类
脂肪	动物油、植物油、坚果类
碳水化合物	谷类、薯类、根茎类蔬菜
维生素A	动物肝、乳类、绿色及黄色蔬菜、黄色水果
维生素D	海鱼、动物肝、蛋黄、奶油、干香菇
维生素E	蔬菜、水果、坚果、瘦肉、乳类、蛋类、压榨植物油、柑橘皮
维生素B_1	动物肝、乳类、蛋类、坚果类、谷物
维生素B_2	动物肝、肾、乳类、蛋类、干香菇、干蘑菇、杏仁
维生素B_6	肉类、小麦、蔬菜、坚果类
维生素C	新鲜蔬菜、水果
钙	乳及其制品、海产品、豆类、花生、黑芝麻、木耳
铁	动物肝、动物全血、肉类、蛋、木耳、黑芝麻
碘	海产品、海盐
锌	牡蛎、动物肝、肉类、蛋、山核桃、松子
硒	动物肝、肾、肉类、海产品、干蘑菇

第五节　均衡膳食的实例应用

在学龄前儿童的日常膳食中，食材的搭配一定要做到粗细粮搭配、荤素菜搭配、干稀搭配。要注意做到食物多样，规律就餐，自主进食，合理选择零食，合理烹调。实行"3餐2点"的模式，让儿童满足营养成分需求，实现膳食平衡。同时，增加儿童对食物的认知和喜爱，助力儿童的健康成长。

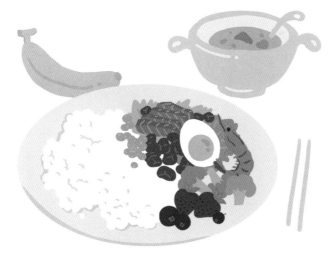

一、2~3周岁学龄前儿童

2~3周岁学龄前儿童对能量的需要量进一步增加，在食谱设计中要提供足量的营养，同时需要注意少盐、少油。

（一）食谱推荐

本书根据该年龄段儿童的生长发育特点设计了表4-2所示的7日食谱。

表4-2 2~3周岁学龄前儿童的7日食谱

天数	7:00 第一餐	10:00 加餐+第一次奶	12:00 第二餐	15:00 加餐	18:00 第三餐	21:00 第二次奶
第一天	紫薯山药粥（紫薯20克、山药10克、小米20克）+鸡蛋羹（鸡蛋50克）	苹果块（100克）+配方奶/牛奶/母乳（200毫升）	西蓝花鲜虾饭团（大米40克、紫米30克、西蓝花30克、虾仁30克）+素炒时蔬（彩椒15克、豆干20克、胡萝卜20克、亚麻籽油7克）	酸奶溶豆（50克）+圣女果（50克）	番茄牛肉面（造型面30克、牛肉10克、番茄10克、菠菜10克）+猪里脊肉20克、鸡蛋10克、虾皮10克、亚麻籽油3克	配方奶/牛奶（200毫升）
第二天	红枣松饼（去核红枣30克、低筋面粉35克、鸡蛋1个）+牛奶（100毫升）+蒸西蓝花（西蓝花20克）	葡萄（100克）+配方奶/牛奶/母乳（200毫升）	番茄豆腐焖面（蝴蝶面40克、番茄30克、豆腐30克、青菜20克）+蜜汁鸡翅（鸡翅中50克、芝麻油5克）	奶酪棒（50克）+苹果块（50克）	玉米粥（大米40克、玉米粒25克）+香菇炖牛肉（牛肉15克、木耳10克、香菇10克）+荷塘小炒（木耳10克、荷兰豆10克、莲藕20克、花生油5克）	配方奶/牛奶（200毫升）
第三天	多彩蔬菜包子（面粉50克、木耳10克、黄瓜10克、胡萝卜10克、豆腐干20克、玉米油5克）+水	水蜜桃块（100克）+配方奶/牛奶/母乳（150毫升）	紫薯饭（大米30克、紫薯20克）+番茄西蓝花（番茄20克、西蓝花20克、亚麻籽油5克）+番茄牛肉豆腐汤（番茄5克、牛肉20克、豆腐25克）	水果酸奶（猕猴桃50克、酸奶100克）	青菜肉末面（蔬菜面40克、青菜30克、猪肉25克）+豆芽鱼丸汤（绿豆芽20克、鳕鱼丸20克）	配方奶/牛奶（200毫升）
第四天	红薯小米粥（红薯30克、小米20克）+奶香黄瓜蒸糕（黄瓜20克、低筋面粉20克、鸡蛋1个、奶粉10克）	猕猴桃块（80克）+配方奶/牛奶/母乳（200毫升）	茄汁烩饭（大米25克、藜麦10克、猪肉20克、番茄10克）+素炒时蔬（彩椒15克、豆干20克、胡萝卜20克、油菜20克、亚麻籽油10克）	奶酪棒（50克）+酥梨（70克）	小米粥（小米20克）+胡萝卜玉米排骨汤（排骨30克、玉米20克、胡萝卜10克）+口蘑鸡肉块（鸡腿肉20克、口蘑15克、娃娃菜10克、亚麻籽油5克）	配方奶/牛奶（200毫升）

续表

天数	7:00 第一餐	10:00 加餐+第一次奶	12:00 第二餐	15:00 加餐	18:00 第三餐	21:00 第二次奶
第五天	土豆泥蔬菜沙拉三明治（土豆30克，蔬菜沙拉25克，鳕鱼肠20克，黄瓜10克，胡萝卜10克，全麦面包2片）+配方奶/母乳（150毫升）	蓝莓（100克）+酸奶（100毫升）	鲜虾韭菜鸡蛋饺子（饺子皮40克，虾仁20克，韭菜25克，鸡蛋20克，玉米油5克）+青菜豆腐汤（青菜30克，豆腐30克）	紫薯块15克+橙子块（50克）	香菇鸡腿焖饭（大米35克，鸡腿肉20克，香菇10克，白菜10克，大豆油5克）+紫菜虾皮蛋花汤（紫菜10克，虾皮5克，鸡蛋20克）	配方奶/牛奶（200毫升）
第六天	香菇鸡肉粥（鸡肉10克，香菇10克，大米20克，小米10克）+苹果松饼（苹果50克，低筋面粉20克，鸡蛋50克）	牛油果块（100克）+配方奶/母乳（250毫升）	番茄肉酱面（蝴蝶面35克，番茄10克，猪里脊15克）+开胃罗宋汤（娃娃菜20克，胡萝卜15克，番茄20克，土豆15克，洋葱20克，牛肉25克，黄油5克）	绿豆汤（绿豆20克）+香蕉（50克）	红豆粥（大米30克，红豆15克）+茄汁花菜（茄子20克，花椰菜10克，玉米油5克）+木耳炒猪肝（猪肝25克，木耳20克，亚麻籽油5克）	配方奶/牛奶（200毫升）
第七天	银耳红薯羹（银耳20克，红薯15克，去核红枣15克，玉米10克）+煎饼（玉米粉50克，花生油10克）	火龙果块（100克）+配方奶/母乳（200毫升）	藜麦饭（大米25克，藜麦20克，嫩豆腐20克）+三鲜菌菇汤（香菇10克，菠菜10克）+水煮鱼片（巴沙鱼35克，番茄20克，绿豆芽20克，白菜20克）	酸奶溶豆（50克）+香蜜瓜块（50克）	土豆茄子焖面（造型面25克，土豆10克，茄子10克，青菜10克）+糖醋里脊（鸡蛋30克，淀粉15克，鸡胸肉30克，番茄20克，黄瓜20克，亚麻籽油10克）	配方奶/牛奶（200毫升）

注：1. 2~3周岁的学龄前儿童每天需要适量饮水600~700毫升，该食谱中的过敏原主要包括鸡蛋、虾、牛奶、鱼。

2. 在食物制作过程中需注意食物过敏问题，食盐添加不宜超过2克。

（二）食谱解析

2～3周岁学龄前儿童每天的能量需要量约为1050千卡，表4-2中7日食谱提供的能量在1050千卡左右，可以满足学龄前儿童对于能量的需要。在本食谱设计中采用了"3餐2点"的1日3餐和2次加餐。其中，能量分配为：早餐提供的能量约占1日的30%（包括上午10点的加餐），午餐提供的能量约占1日的40%（含下午3点的午点），晚餐提供的能量约占1日的30%（含晚上8点的少量水果、牛奶等）。本食谱以粮食、蔬菜和肉类为主的混合食物为儿童的主食。食谱中每餐的米饭保证粗粮细粮搭配，可以避免维生素B₁缺乏症。使用了鲜鱼及各种肉蛋类、海产品等能够提供较优质的蛋白质、脂溶性维生素及微量元素的食材。尤其是鸡蛋，营养价值高，又易于消化，且较价廉。豆制食品是我国的传统食品，它营养丰富，是廉价的优质蛋白质的来源。此外，还选用了富含维生素和矿物质的蔬菜，诸如青菜、白菜、菠菜等。学龄前儿童多吃蔬菜，有助于促进排出体内毒素，促进内分泌，对生长发育很有帮助。为了实现食物多样化，本阶段每日食谱中的食物种类均超过12种，7日食谱中的食物种类超过了60种，涉及的食物种类多，不仅能丰富菜肴的颜色，还能提高学龄前儿童吃饭的兴趣。

（三）典型食物制作方法

2～3周岁学龄前儿童以块状、条状、色彩多样、形式多样的食物为主，在此提供9种典型食物的制作方法及步骤。

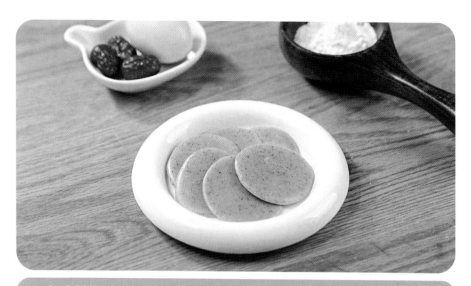

红枣松饼

食材： 红枣20克，低筋面粉35克，鸡蛋1个。

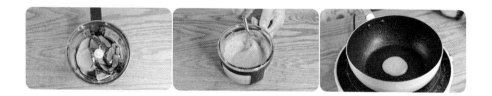

做法：

◆ 红枣去核，和鸡蛋一起放入果汁杯中打细腻，倒入碗中。

◆ 在碗中加入面粉搅拌均匀呈酸奶状。

◆ 锅中刷油，舀一勺从高处滴落呈圆形，表面冒泡就翻面。

◆ 全程小火，翻面后再煎15秒即可出锅。

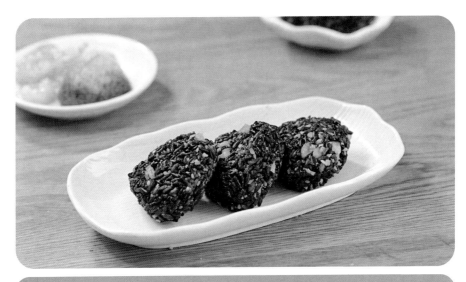

西蓝花鲜虾饭团

食材：大米40克，紫米30克，西蓝花30克，虾仁30克。

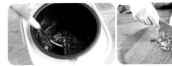 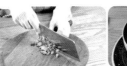 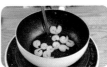 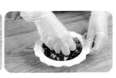

做法：

◆ 大米、紫米洗净后煮熟备用。

◆ 西蓝花焯水切末备用。

◆ 锅中刷油，倒入虾仁炒至变色，然后切末备用。

◆ 将西蓝花和虾肉及米饭抓拌均匀，放入模具中压紧后脱模。

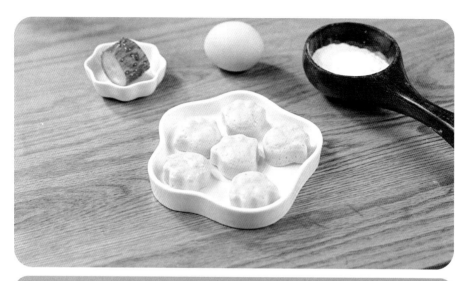

奶香黄瓜蒸糕

食材：黄瓜20克，低筋面粉20克，鸡蛋1个，奶粉10克。

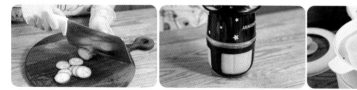 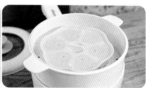

做法：

◆ 黄瓜洗净切小块，将所有食材放入辅食机搅打细腻。

◆ 模具刷油，倒入面糊，盖上保鲜膜后扎几个小孔。

◆ 锅上汽后用中大火蒸15分钟，再焖5分钟。

◆ 出锅后冷却，切成小条食用。

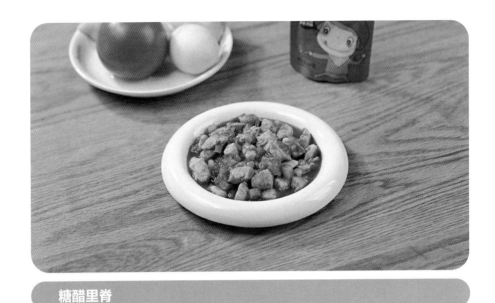

糖醋里脊

食材：鸡蛋30克，淀粉15克，鸡胸肉30克，番茄20克，黄瓜20克，亚麻籽油10克，番茄酱和清水适量。

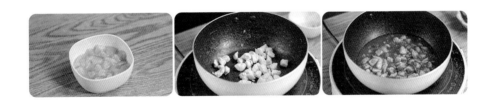

做法：

◆ 鸡胸肉切块放入碗中，打入鸡蛋，加入淀粉，加入少许盐抓匀。

◆ 番茄和黄瓜洗净切成小块备用。

◆ 在锅中倒入适量的油，将鸡肉块在油锅中炸至金黄捞出。

◆ 另起锅加入切成小块的番茄炒出汁，再加入两勺番茄酱和半碗清水，搅拌均匀煮至冒泡。

◆ 放入黄瓜丁和鸡肉块煮至汤汁浓稠即可。

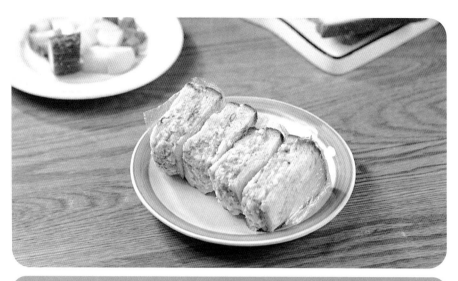

土豆泥蔬菜沙拉三明治

食材：土豆30克，鳕鱼肠20克，鸡蛋25克，胡萝卜10克，黄瓜20克，全麦面包2片。

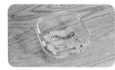 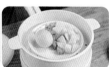 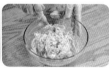 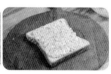

做法：

◆ 鳕鱼肠切碎，黄瓜洗净切片加入盐挤干水分。

◆ 土豆、胡萝卜、鸡蛋蒸熟压成泥后，加入黄瓜片和鳕鱼碎，再加适量的沙拉酱搅拌均匀。

◆ 取2片全麦面包煎热，放上土豆泥蔬菜沙拉，用保鲜膜包起来，切成小份食用。

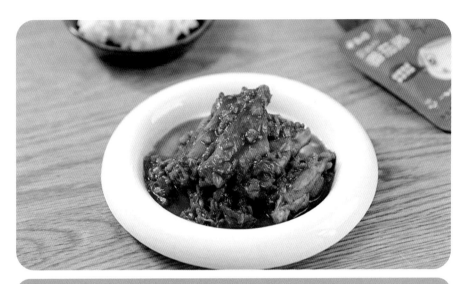

蜜汁鸡翅

食材：鸡翅中50克，芝麻油5克，姜蒜少许，番茄酱、淀粉、酱油少许。

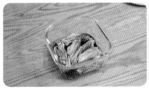 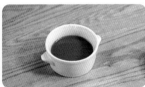 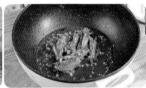

做法：

◆ 鸡翅中剪开洗净，加1勺酱油抓匀，腌制15分钟。

◆ 姜蒜切末备用。

◆ 在碗中加入1勺番茄酱、2勺酱油、1勺淀粉和半碗清水搅拌均匀做成酱汁。

◆ 锅中刷油，放入鸡翅中煎至变色，放入姜蒜。

◆ 倒入酱汁煮至浓稠即可。

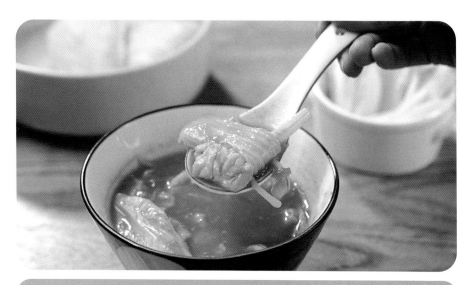

水煮鱼片

食材：巴沙鱼35克，番茄20克，绿豆芽20克，白菜20克，酱油、柠檬汁、番茄酱少许。

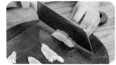 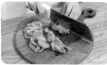 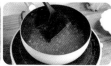 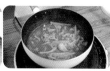

做法：

◆ 巴沙鱼切块加淀粉、酱油、柠檬汁腌制。

◆ 番茄去皮切丁，绿豆芽和白菜焯水捞出备用。

◆ 锅底刷油，番茄下锅炒出汁，加入两勺番茄酱和半碗清水，放入巴沙鱼块。

◆ 鱼块煮熟后加入绿豆芽和白菜，再加入适量的食用盐和酱油调味。

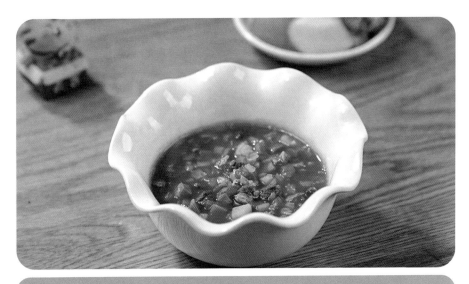

开胃罗宋汤

食材：娃娃菜20克，胡萝卜15克，番茄20克，土豆15克，洋葱20克，牛肉25克，黄油5克。

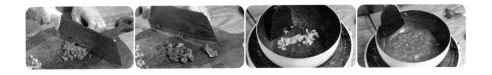

做法：

◆ 将牛肉和所有的蔬菜洗净切丁。

◆ 锅中加入少许黄油化开，放入洋葱碎炒香炒软。

◆ 加入牛肉丁炒匀直至变色。

◆ 加入番茄丁炒出水分，再加入两勺番茄酱和适量的水搅匀。

◆ 接着放入土豆丁和胡萝卜丁，盖盖子焖煮20分钟，煮至汤汁浓稠。

◆ 最后加入娃娃菜煮熟，加点食用盐和糖调味。

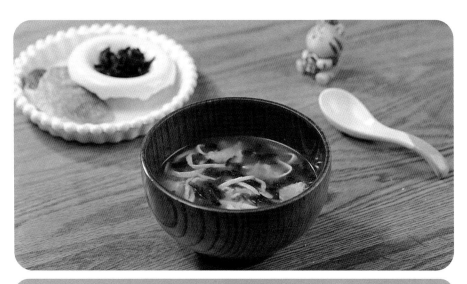

紫菜肉片汤

食材： 紫菜15克，猪里脊肉20克，鸡蛋 10克，虾皮10克，亚麻籽油3克，淀粉适量。

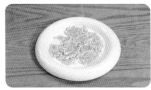 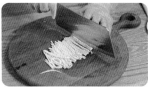 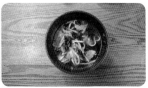

做法：

◆ 里脊肉切片，沾上淀粉用擀面杖敲成薄片，再撒点淀粉抓匀。

◆ 鸡蛋打入碗中搅拌均匀，锅底热油，倒入蛋液摊开，蛋饼冷却后切成鸡蛋丝。

◆ 锅底刷油爆香虾皮，加水煮开后下入紫菜。

◆ 最后放入肉片煮熟，撒上鸡蛋丝，加点盐调味即可。

二、4周岁学龄前儿童

学龄前儿童的饮食已经从软到硬、由半流质到接近成人食物，完成了从奶类食物为主到谷类食物为主的过渡，食物的种类也逐渐增多。

（一）食谱推荐

表4-3所示食谱就是基于均衡膳食法则为4周岁学龄前儿童制作的7日食谱。

（二）食谱解析

4周岁学龄前儿童每天的能量需要量约为1400千卡，表4-3中7日食谱提供的能量在1400千卡左右，可以满足学龄前儿童对于能量的需要。在本食谱设计中采用了"3餐2点"的1日3餐和2次点心。其中，能量分配为：早餐提供的能量约占1日的30%（包括上午10点的加餐），午餐提供的能量约占1日的40%（含下午3点的午点），晚餐提供的能量约占1日的30%（含晚上8点的少量水果、牛奶等）。"3餐"主要以多种粥、肉类、青菜和汤类为主，"2点"则以补充水果和奶类为主，以提供基本的热量、动植物蛋白质、必需的维生素和矿物质，满足儿童生长所需。此外，为了实现食物多样化，7日食谱中所添加的水果实现了不重样，每周摄入的食物种类达25种以上。

表4-3　4周岁学龄前儿童的7日食谱

天数	7:00 第一餐	10:00 第一次加餐	12:00 第二餐	15:00 第二次加餐	18:00 第三餐
第一天	牛奶（100毫升）+西葫芦鸡蛋饼（面粉20克、西葫芦60克、鸡蛋30克、花生油5克）	香蕉（200克）	豆沙包（面粉50克、豆沙10克）+小米粥（小米30克、黄瓜100克、花生油10克）+猪肝炒黄瓜（猪肝30克、玉米油5克）	酸奶（200毫升）+核桃仁（20克）	虾仁碎菠菜鸡蛋面（虾仁40克、菠菜80克、面条50克、鸡蛋20克、核桃油5克）+牛奶（150毫升）
第二天	玉米青豆粥（玉米面30克、青豆30克、大米50克）+鸡蛋薄饼（鸡蛋50克、玉米油5克）	苹果（200克）	花卷（面粉50克、花生油3克）+肉末炒胡萝卜（牛肉末30克、胡萝卜60克、玉米油10克）+虾皮紫菜汤（虾皮15克、紫菜10克）	牛奶（250毫升）+榛子仁（20克）	南瓜米饭（南瓜20克、大米30克、香菇30克）+油菜炒香菇（油菜50克、花生油10克）+鸡汤（木耳20克、鸡肉25克）+牛奶（200毫升）
第三天	玉米面粥（玉米面30克）+白菜包子（面粉40克、白菜20克、玉米油3克）+蒸蛋羹（鸡蛋30克）	火龙果（200克）	红豆米饭（大米40克、红豆10克）+清蒸鳕鱼（去骨鳕鱼40克、玉米油7克）+炒青菜（青菜80克、玉米油5克）+番茄蛋花汤（番茄60克、鸡蛋20克）	酸奶（250毫升）+腰果肉（20克）	馒头（面粉30克）+炒绿豆芽（绿豆芽80克）+炒猪肝（猪肝30克、花生油5克、玉米油3克）+牛奶（200毫升）
第四天	牛奶（150毫升）+葱油花卷（面粉25克、亚麻籽油5克）+蒸蛋羹（鸡蛋50克）	橙子（200克）	小米红薯粥（红薯10克、小米30克）+芹菜小包子（面粉40克、牛肉30克、芹菜30克、玉米油5克）+白菜炖豆腐（豆腐30克、白菜120克）	牛奶（200毫升）+花生仁（20克）	乌骨鸡汤面（乌骨鸡30克、面条50克、海鲜菇15克）+清炒时蔬（彩椒25克、木耳10克、娃娃菜20克、莲藕20克、玉米油8克）+酸奶（100毫升）

续表

天数	7:00 第一餐	10:00 第一次加餐	12:00 第二餐	15:00 第二次加餐	18:00 第三餐
第五天	牛奶（200毫升）+煮鸡蛋（鸡蛋45克）+肉松面包（肉松5克、面包25克）	梨子（200克）	青菜粥（青菜50克、大米50克）+玉米面饼（玉米面20克、面粉5克）+土豆牛肉（土豆40克、牛肉25克、玉米油7克）+炒菜花菜花70克、凉拌菠菜粉丝（菠菜50克、粉丝30克、亚麻籽油3克）	酸奶（250毫升）+松子仁（20克）	红薯米饭（红薯15克、大米30克）+菠菜炒虾仁（菠菜40克、虾仁20克、玉米油5克）+鸡汤（鸡肉25克）
第六天	南瓜粥（南瓜20克、小米30克）+煎鸡蛋（馒头片30克、鸡蛋30克、花生油5克）+炒猪肝（猪肝30克、花生油3克）	蓝莓（200克）	葱油饼（面粉20克、小葱20克、玉米油5克）+炒西蓝花（西蓝花50克、花生油5克）+丝瓜排骨汤（丝瓜100克、排骨20克）	牛奶（250毫升）+瓜子仁（20克）	肉菜包（面粉30克、猪肉20克、茴香30克、花生油5克）+葱油蛋花汤（鸡蛋20克、小葱5克）+牛奶（200毫升）
第七天	小米粥（小米20克）+玉米煎饼（玉米面粉40克、鸡蛋1个、花生油10克、玉米油3克）+炒西芹（西芹50克、毛豆10克、花生油5克、西芹50克）	哈密瓜（200克）	菜肉水饺（白菜100克、猪肉20克、面粉30克、玉米油7克）+蒜蓉炒莴笋（莴笋80克、玉米油5克）	牛奶（250毫升）+开心果仁（20克）	燕麦米饭（大米30克、燕麦10克）+茉鸡蛋羹（猪肉20克、鸡蛋50克）+煮虾（对虾30克）+牛奶（200毫升）

注：1. 4～5周岁的学龄前儿童每天所需适量饮水700～800毫升，食盐添加不要超过3克。

2. 在食物制作过程中需要注意食物过敏问题，该食谱中的过敏原主要包括鸡蛋、虾、牛奶、鱼。

（三）典型食物制作方法

4周岁学龄前儿童的每餐膳食要包括谷类或根茎类来提供基本的热量，要含有动植物蛋白质，也要含有丰富的蔬菜和水果，提供身体必需的维生素和矿物质。油和盐的选择也是很重要的。在此提供5种典型食物的制作方法及步骤。

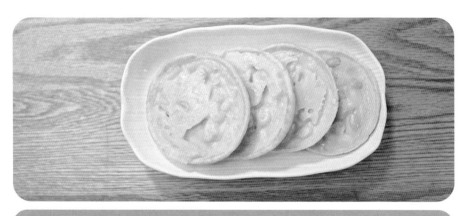

玉米煎饼

食材： 玉米半个，小麦面粉40克，鸡蛋1个，毛豆10克，花生油5克，食盐少许，白糖适量。

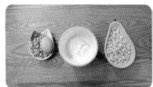 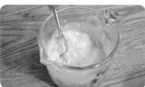 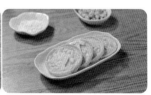

做法：

◆ 玉米和毛豆取粒备用。

◆ 水里加面粉先搅拌均匀，加入鸡蛋拌匀。

◆ 加入毛豆和玉米粒，加适量糖和盐拌匀。

◆ 锅里加少许油，倒入蛋液，一面凝固后翻面继续煎至凝固。

◆ 装盘，卷起或切块食用。

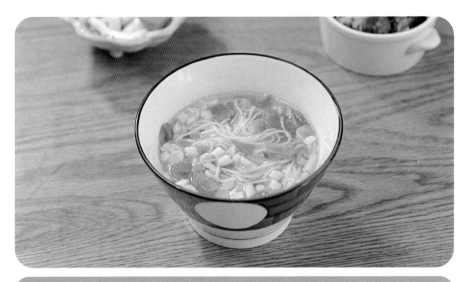

乌骨鸡汤面

食材：乌骨鸡汤30克，胡萝卜15克，海鲜菇20克，面条 50克。

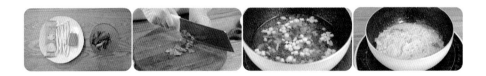

做法：

◆ 胡萝卜切片，海鲜菇切小段。

◆ 热锅少油，胡萝卜煸炒1分钟断生，加入海鲜菇翻炒均匀。

◆ 加入提前煮好的乌骨鸡汤，一起再炖煮10~15分钟。

◆ 加入面条煮3分钟，加入葱花，关火，搅拌均匀即可。

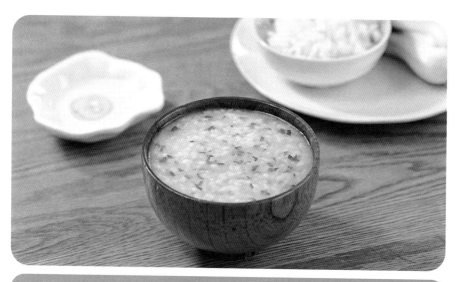

青菜粥

食材：青菜50克，大米50克，食盐、鸡精和香油少许，清水适量。

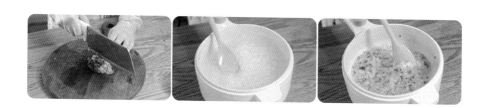

做法：

◆ 将青菜掰开洗净，放入沸水中焯烫半分钟后捞出，用冷水浸泡，待冷却后沥干切碎备用。

◆ 重新倒入清水，大火加热至沸腾后倒入大米，搅散后，改成中小火加热。

◆ 煮20分钟待米粒破开后，放入青菜碎、盐、鸡精和香油，搅拌均匀后即可。

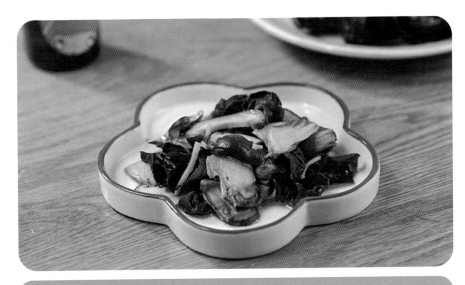

油菜炒香菇

食材： 油菜50克，香菇30克，木耳20克，花生油10克，生姜少许，盐适量。

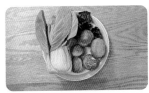 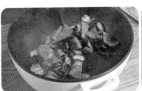 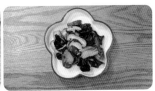

做法：

◆ 油菜、香菇、木耳洗净切块备用，生姜切丝备用。

◆ 油锅热后，先放生姜丝翻炒出香味，接着放木耳、香菇翻炒，然后放油菜的梗部翻炒。

◆ 放盐调味，看着梗部颜色有点透明了，再放油菜的菜叶部分，稍微翻炒几下即可。

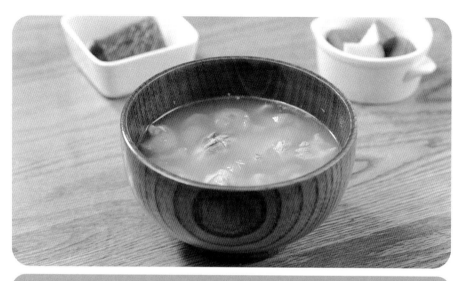

丝瓜排骨汤

食材： 丝瓜100克，排骨20克，大蒜、姜少许，食盐、清水适量。

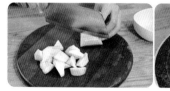 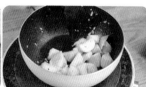 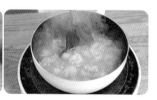

做法：

◆ 将排骨下锅焯洗一下，再在电炖锅中加清水、姜片，将排骨汤炖好备用。

◆ 丝瓜去皮、切块备用，大蒜切粒备用。

◆ 锅里加油，下蒜粒爆香，再加入丝瓜，倒入排骨汤。

◆ 煮至丝瓜熟透后，加入适量盐调味即可。

第六节　喂养问答

一、如何避免儿童挑食、偏食，让儿童养成好的饮食习惯？

学龄前儿童正处于饮食行为快速发展形成和巩固的重要阶段，是培养良好饮食习惯的关键期。挑食、偏食是学龄前儿童常见的不良饮食行为表现。由于儿童自主性的萌发，对食物可能表现出不同的喜好，出现一时性偏食和挑食。此时需要家长或看护人引起注意。

（1）建议家长应以身作则、言传身教，并与儿童一起进食，起到良好的榜样作用，帮助孩子从小养成不挑食、不偏食的良好习惯。

（2）应鼓励儿童选择多种食物，引导其多选择健康食物。

（3）对儿童不喜欢吃的食物，可通过变换烹调方法或盛放容器的方式来纠正。如将蔬菜切碎，将瘦肉剁碎，将多种食物制作成包子、饺子等；也可采用重复小分量供应，鼓励孩子尝试并及时给予表扬，切不可强迫喂食。

（4）通过增加儿童身体的活动量增加能量消耗，增进食欲，提高其进食能力。

二、为什么需要关注学龄前儿童的锌摄入？

锌是人体必需的微量元素之一，对于儿童的生长和发育非常重要。锌可以促进免疫系统的构建，帮助身体抵御病菌和细菌。此外，锌也是儿童生长发育必需的营养素之一，有助于儿童生长发育。

缺锌的儿童可能会出现生长发育缓慢、身高和体重低于同龄儿童等症状，还会出现味觉异常，感觉食物的味道变淡，甚至发展成异食癖。因此，关注孩子的锌摄入是非常重要的，合理的膳食可以满足孩子对锌的需求。2~3岁儿童的锌需要量为4毫克/天，4~5岁为5.5毫克/天。锌的食物来源主要包括瘦肉、海鲜、动物内脏等。其中一些贝类食物，如牡蛎、扇贝等，锌的含量和利用率较高；一些动物的内脏也是补锌的良好选择。需要注意的是，虽然锌是人体必需的营养素，但是过量摄入也可能会对健康产生负面影响，因此建议在医生或营养师的指导下合理安排孩子的膳食。

三、学龄前儿童需要补充益生菌和益生元吗？

益生菌是一种对人体有益的活菌，可以在肠道里帮助平衡其中的菌群，维持消化系统和免疫系统的健康。益生元是一种膳食补充剂，可以在人体内被菌群利用，促进肠道内有益菌的生长繁殖，包括菊粉、低聚果糖、低聚半乳糖、抗性糊精等。绝大部分益生元都存在于植物性食物中，如豆类、全谷类、坚果类、葱姜蒜类和菊芋等。这些益生元可以被肠道内的有益菌发酵和利用，产生短链脂肪酸等物质，有助于促进肠道健康。

家长可以适当地选择富含益生菌和益生元的食物，通过均衡的膳食来逐步建立学龄前儿童的肠道菌群。如果一个人的饮食中缺少某类食物，或者因为某种原因需要更多的益生菌和益生元，那么补充剂可以作为一种选择，但要注意的是，长期额外补充益生菌制剂甚至药品，反而不利于自身正常菌群的建立。在使用益生菌和益生元补充剂之前，最好咨询医生或其他健康专业人士的建议。

四、学龄前儿童需不需要额外补充DHA?

学龄前儿童需要摄入适量的DHA,但并不一定需要额外补充。DHA是一种ω-3多不饱和脂肪酸,全称为二十二碳六烯酸,是人体必需的脂肪酸之一。DHA对婴幼儿和学龄前儿童的生长发育与神经系统发育至关重要,还对改善心血管健康、眼睛的发育和功能维护发挥着重要作用。DHA是一种非常重要的营养物质,但人体无法自行合成,必须从饮食中获取。一般来说,学龄前儿童的DHA需求可以通过正常饮食来获得,如富含DHA的鱼类、贝类、海藻等食物。膳食中加入这些富含DHA的食物后一般不需要再额外补充。此外,许多品牌的牛奶、鸡蛋、谷类等食物也已经被加入了DHA,供家长选择。然而,如果儿童的饮食习惯受限或者存在营养不良等情况,则可能需要额外补充DHA。在这种情况下,最好咨询医生或者营养师,以确定适当的剂量和补充方式。

五、学龄前儿童需要多吃粗粮吗?

学龄前儿童需要适量地摄入粗粮,但并不需要多吃粗粮,要注意粮食的粗细搭配。粗粮指的是未经过加工的谷物,如糙米、全麦、燕麦、玉米等。相比于精制食品,粗粮含有更多的膳食纤维、维生素、矿物质和抗氧化剂等。适量地吃些粗粮有利于促进肠道健康、预防便秘和其他消化问题,也有利于控制血糖和体重。粗粮中的纤维和慢吸收碳水化合物可以帮助控制血糖和体重。

然而,学龄前儿童的肠道和胃容量相对较小,消化系统可能还不够发达,因此在引入粗粮时需要逐渐增加量,以避免过量引起消化不适。如果摄入过多的粗粮,可能会引起腹胀、消化不良和营养不良等问题。此外,如果孩子有过敏史或肠胃问题，最好在医生或者营养师的建议下逐步添加粗粮。

一般来说，建议学龄前儿童的饮食中粗粮占总量的1/3左右。家长可以通过以下方式来鼓励孩子多吃粗粮。

（1）尝试不同的谷物：可以给孩子尝试不同的粗粮，如糙米、小麦、燕麦、玉米等，让孩子选择自己喜欢的口味。

（2）慢慢适应：可以将粗粮与白米饭或面条混合食用，逐渐适应粗粮的口感和质地。

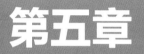

第五章

如何做到学龄
儿童均衡膳食

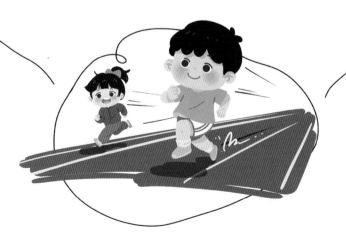

学龄儿童的身体长得很快，肌肉、骨骼、注意力和记忆力都在迅速变强，因此，他们比成人需要更多的能量和营养素来支持他们的成长。

这个阶段，学龄儿童也正在养成自己的生活习惯和行为方式，因此提供均衡的饮食和充足的营养对于确保他们健康的身心发展非常重要，也能够为他们未来的一生打下坚实的基础。吃得好、吃得均衡，才能保持健康、茁壮成长。

学龄期是儿童慢慢长大成大人的时期。6~12岁学龄儿童的身高和体重维持稳步增长，除生殖系统外，其他器官和系统形态的发育逐渐接近成人水平。此阶段，儿童每年平均可以增加3~5千克的体重和5~7厘米的身高，体内细胞和组织不断增加与变化，含水量、蛋白质、矿物质等成分和比例也在改变。到12岁之后，学龄儿童的咀嚼能力和消化能力开始接近成人水平，免疫系统的功能也在加强。和学龄前儿童相比，学龄儿童发生食物过敏、消化不良等问题的风险大大降低。

这一阶段，学龄儿童身体的各个部分并不是一起发育的，而是有先后顺序的。比如，他们的手脚会比身体先发育，他们的腿会比胳膊先长长，这样就可以让他们更好地运动和协调。值得注意的是，每个孩子都有自己独特的身体特征和发育速度，这跟他们遗传自父母或祖辈的基因有关，也跟他们所处的环境有关。

在青春期开始（12岁左右）前，女生和男生的身体还没有完全发育成熟，但是已经有了一些区别。比如，女生的身体里面有更多的脂肪，看起来更圆润柔软；而男生的身体里面有更多的肌肉和骨骼，看起来更结实强壮。

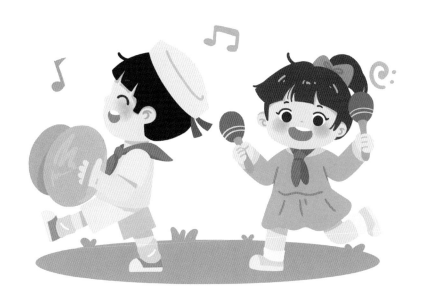

第二节　7大营养素需求与目标

　　学龄儿童的生长发育是十分迅速的，这时候的儿童需要的食物量更多、质更高，因此日常的饮食不仅要保证身体一天的生理代谢和日常活动的需要，还要满足他们身体生长发育所需要的能量和营养素。不同年龄段的儿童对能量和不同营养素的需求存在明显差异。

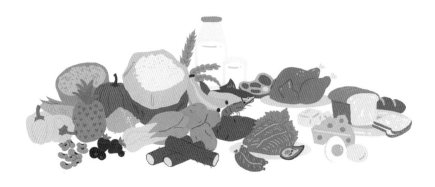

一、能量

学龄儿童需要满足身体维持生命和生长发育所需要的能量，以及日常的身体活动、消化吸收与代谢化过程中所消耗的能量。不同年龄阶段的学龄儿童的能量需求也存在不同。根据《中国学龄儿童膳食指南（2022）》的内容，6~10岁的学龄儿童能量需要水平在1400~1600千卡/天；11~12岁的学龄儿童能量需要水平为1800~2000千卡/天。

二、7大营养素

（一）蛋白质

学龄儿童需要摄入足够的蛋白质来保持身体稳定功能的运行，同时还需要额外的蛋白质作为储备来支持他们的生长和发育所需。处于生长阶段的儿童十分敏感，一旦出现蛋白质缺乏，将很快有所表现。该类儿童常表现为生长缓慢、体重过低、免疫力下降等。同样，蛋白质并不是摄入越多越好。摄入过多的蛋白质会导致尿中钙的排出超出正常范围、肝肾负担加重等情况。畜禽肉、鱼肉、蛋、奶等动物性食品，以及大豆制品都是优质蛋白质的良好来源。学龄儿童尤其应增加大豆制品的摄入，优质蛋白质的摄入量应占膳食总蛋白质的50%。

（二）脂肪

脂肪是学龄儿童健康发育过程中必不可少的物质。日常膳食中脂肪摄入过多会增加超重、肥胖、高血压、血脂异常、心血管疾病等的风险；但如果脂肪摄入过少，则会导致必需脂肪酸的缺乏，影响学龄儿童正常的生长发育。而且，由于学龄儿童的食欲旺盛，应该注意关注肥胖倾向。食物中的脂肪不宜过多，1日能量供应中，脂肪所产生的能量比例最好控制在20%～30%。另外值得注意的是，并非所有的脂肪都是"好脂肪"。在总脂肪供能比适宜的前提下，应适当减少饱和脂肪酸的摄入，严格控制反式脂肪酸，保证必需脂肪酸的摄入。

（三）碳水化合物

学龄儿童的碳水化合物每日供能比要达到50%～65%，才能有效预防慢性病。为了满足身体活动和大脑思考的需要，6～10岁学龄儿童平均每天需要量120克碳水化合物，11～17岁平均每天需要量为150克。

（四）膳食纤维

膳食纤维对学龄儿童的健康有显著益处，但考虑到学龄儿童消化功能尚达不到成年人水平，建议学龄儿童的膳食纤维摄入量在成人基础上（25克/天）适当减少，14岁以下儿童每摄入1000千卡能量其中要包含10克的膳食纤维。全谷物、薯类、豆类、水果、蔬菜是膳食纤维的主要来源，建议学龄儿童每日至少应摄入300～500克蔬菜和水果。

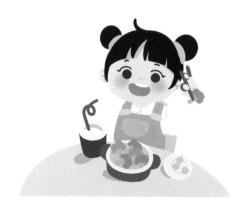

（五）维生素

学龄儿童常常出现维生素A缺乏的现象，维生素A缺乏可导致儿童生长迟缓、贫血、免疫功能下降、暗适应障碍、干眼症等。维生素A的推荐摄入量与学龄儿童的性别和年龄都有关系。长期维生素D缺乏可能会导致骨软化、骨质疏松，在学龄儿童身上则多表现为亚急性佝偻病，以及容易出现腿疼和抽搐。学龄儿童缺乏维生素B_1会导致脚气病，主要表现是神经—心血管系统的损伤。学龄儿童维生素B_2缺乏常伴有其他维生素的缺乏，可能出现生长迟缓、皮肤炎症，或继发缺铁性贫血。维生素C具有抗氧化作用，在铁的利用、叶酸还原、胆固醇代谢，以及抗体、胶原蛋白、神经递质合成等方面发挥重要作用。

（六）矿物质

学龄儿童如果长期钙摄入不足，并常伴随蛋白质和维生素D的缺乏，可能引起生长迟缓、骨结构异常、骨钙化不良等情况，严重者甚至会出现骨骼变形。学龄儿童摄入充足的钙有助于青年时期骨密度增长，降低中老年时期骨质疏松的风险。11～12岁学龄儿童的每日钙供应标准比成年人高400毫克，钙供应不足可能导致身高增长迟缓。

学龄儿童铁缺乏可引起贫血，身体抵抗病毒和细菌的能力降低，生长迟缓及学习能力下降。而这种认知和学习能力的损害，即使日后加强补铁也难以完全恢复。

锌对于学龄儿童的生长发育、智力发育、免疫功能、物质代谢和生殖功能均具有重要的作用。学龄儿童锌缺乏的表现包括味觉障碍，偏食、厌食或异食，生长迟缓，性发育或功能障碍，免疫功能低下等。

学龄儿童因生长发育对碘和甲状腺激素的需要增加，是碘缺乏的高危人群。学龄儿童缺碘可能带来青春期甲状腺功能减退、亚临床型克汀病、体格和智力发育障碍、单纯聋哑等。

（七）水

饮水不足或水丢失过多，都会引起体内失水。学龄儿童生长发育迅速，代谢比较旺盛，比成人更容易脱水。如果长期水摄入量不足，就会影响儿童的认知和体能，表现为听觉、语言、图像识别能力均有所降低。因此，学龄儿童应保持充足的水摄入量。

低身体活动水平的6岁学龄儿童每天至少饮水800毫升；7～10岁学龄儿童每天至少饮水1000毫升；11～12岁男童每天至少饮水1300毫升，女童每天至少1100毫升。天气炎热的时候以及儿童大量运动出汗较多的时候，应适当增加饮水量。尽量少喝或不喝含糖饮料，多选择饮用白开水。此外，不应该在口渴的时候才喝水，应当做到少量多次、定时饮水。

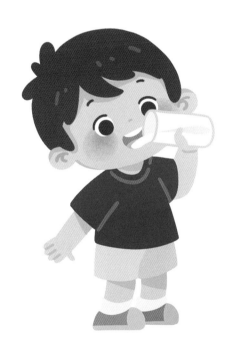

第三节　5大类食物的选择与搭配

一、5大类食物的选择

根据《中国学龄儿童膳食指南（2022）》的核心推荐，学龄儿童的日常食物推荐摄入量如表5-1所示。

表5-1　中国学龄儿童日常食物推荐摄入量

食物类别	6～10岁	11～12岁
谷类（克/天）	150～200	225～250
薯类（克/天）	25～50	25～50
蔬菜（克/天）	300	400～450
水果（克/天）	150～200	200～300
畜禽肉（克/天）	40	50
水产品（克/天）	40	50
蛋类（克/天）	25～40	40～50
奶类（克/天）	300	300
大豆（克/周）	105	105
坚果（克/周）	50	50～70
盐（克/天）	＜4	＜5
油（克/天）	20～25	25～30
水（毫升/天）	800～1000	1100～1300

（一）谷薯类

谷薯类包括谷类、薯类和杂豆类。谷类是膳食中的主食，含有丰富的碳水化合物，是日常膳食中能量的重要来源。因为杂豆类和薯类相比于精制米面，可以提供更多的膳食纤维、维生素和矿物质，所以在日常饮食中可以经常变换主食的花样，馒头、花卷、面条、米饭、红薯等都可以作为一餐的主食。在此基础上，可以多进行粗细组合搭配，做成杂粮饭、红薯饭、紫薯花卷等食物。

（二）蔬菜、水果类

蔬菜、水果是维生素、膳食纤维、矿物质和植物化学物的重要来源。应当保证学龄儿童的日常饮食中餐餐有蔬菜、天天吃水果。应多挑选新鲜、应季的蔬菜和水果。不同蔬菜、水果的颜色和特点都不一样，应该多变换购买的品种。家长要培养学龄儿童吃蔬菜和水果的兴趣。在日常膳食中，多进行荤素搭配，使饭菜的色彩更加丰富，让他们富有食欲。水果可以多进行分切和摆盘设计，或者做成水果沙拉，增加他们吃水果的兴趣。

（三）动物性食物类

动物性食物富含优质蛋白质、脂类、脂溶性维生素等营养成分，但又含较多饱和脂肪酸和胆固醇，所以要适量食用。鱼、虾等水产品和禽类脂肪含量相对降低，膳食搭配中可多选用。畜肉应优先选择瘦肉。水产品中含有不饱和脂肪酸，所以学龄儿童每周都应该有鱼虾类食物的摄入。蛋黄是鸡蛋中维生素和矿物质的集中部位，但很多儿童在吃鸡蛋时会选择性地只吃蛋白，要引导孩子不要丢弃蛋黄。可以变换鸡蛋的烹饪方式，做成蛋羹、炒蛋等菜品，吃起来口感更好。

（四）奶类、豆类及坚果类

奶和奶制品是钙与蛋白质的优质来源，营养丰富，对增加儿童骨密度具有一定作用，应当作为学龄儿童日常膳食中不可缺少的部分。豆类及其制品可以在日常膳食中变着花样经常吃，豆腐干、豆腐丝、腐竹等豆制品都可以作为食材，进行菜肴烹饪。坚果类食物如核桃、杏仁等虽属于高能量、高脂肪食物，但含有丰富的不饱和脂肪酸，适量摄入有益健康，所以要控制学龄儿童摄入的量。可以将坚果加入水果沙拉中搭配酸奶食用，也可以作为烹饪的辅料做成西芹腰果虾仁等菜品。

（五）烹调油和盐

学龄儿童的日常饮食应该少盐、少油。避免让孩子养成"重口味"的饮食习惯，多保留新鲜食材天然的味道。应减少含盐量较高的腌制菜品的摄入，如泡菜、酱菜等。引导儿童少吃脂肪含量较高的油炸食品，如炸薯条、炸鸡腿等。可以自己在家进行少量烹饪，不仅可以保证烹调油的卫生，还可以适当地给孩子"解馋"。要限制儿童对于含反式脂肪酸食物的摄入，如人造奶油蛋糕、起酥糕点等。

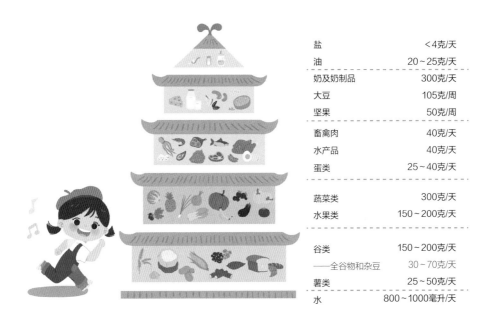

盐	<4克/天
油	20~25克/天
奶及奶制品	300克/天
大豆	105克/周
坚果	50克/周
畜禽肉	40克/天
水产品	40克/天
蛋类	25~40克/天
蔬菜类	300克/天
水果类	150~200克/天
谷类	150~200克/天
——全谷物和杂豆	30~70克/天
薯类	25~50克/天
水	800~1000毫升/天

6~10岁学龄儿童平衡膳食宝塔

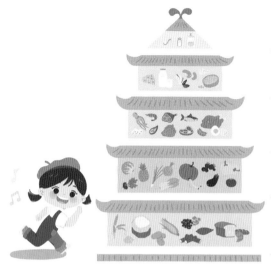

盐	<5克/天
油	25～30克/天
奶及奶制品	300克/天
大豆	105克/周
坚果	50～70克/周
畜禽肉	50克/天
水产品	50克/天
蛋类	40～50克/天
蔬菜类	400～450克/天
水果类	200～300克/天
谷类	225～250克/天
——全谷物和杂豆	30～70克/天
薯类	25～50克/天
水	1100～1300毫升/天

11～13岁学龄儿童平衡膳食宝塔

二、搭配与添加要点

（一）规律进食很重要

规律进食是保证学龄儿童健康成长的基本要求。学龄儿童应从小养成健康的饮食习惯，尤其要重视早餐的营养质量。学龄儿童应在6：30～8：30之间吃早餐，并留出充足的就餐时间，最好在15～20分钟之间。

早餐食物应包括谷薯类、蔬菜水果类、奶类、动物性食物、豆类、坚果类等食物中的3类及以上。早餐的食物量要充足，提供的能量和营养素应占全天的25%～30%。

（二）避免不健康零食

学龄儿童应当减少不健康零食的摄入，减少能量摄入，改善超重、肥胖等。学龄儿童可以在正餐为主的基础上，合理选择和食用零食，但不能用零食代替正餐。在零食选择上，应当选择干净卫生、营养价值高、正餐不容易吃到的一些食物，如原味坚果、新鲜水果、奶及奶制品等。但是，含盐、油较多的食品不宜作为零食，如辣条、薯条、薯片等。糖果、甜点、蜜饯等高糖含量的食物也要少吃，否则会增加龋齿和肥胖的风险。不能把无生产日期、无质量合格证或无生产厂家信息的"三无"产品作为零食。吃零食的时间不宜离正餐时间太近，零食和正餐最好间隔1小时以上。睡前半小时最好不要吃零食。

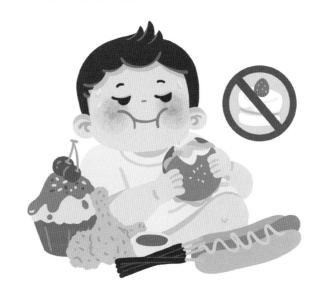

（三）适当运动是关键

每日规律的身体活动、充足的睡眠有利于学龄儿童的正常生长发育和身体健康。学龄儿童应每天累计进行至少60分钟的中高强度身体活动，以全身有氧活动为主，其中每周至少3天的高强度身体活动。身体活动要多样，其中包括每周3天增强肌肉力量和骨骼健康的运动，至少掌握一项运动技能。学龄儿童应多在户外活动，每天接触电子屏幕的时间应限制在2小时以内。家庭、学校和社会应为学龄儿童创建积极的身体活动环境。

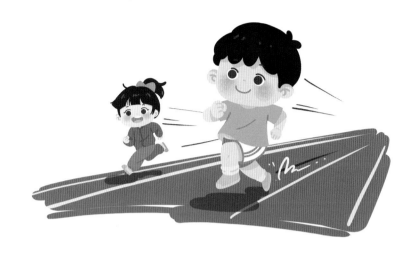

第四节　均衡膳食的实例应用

均衡的膳食和充足的营养是保障学龄儿童身体发育与健康的重要基础。除了要维持身体代谢与日常活动以外，还要保证机体生长发育所需要的营养素与能量。因此，需要均衡的食材采用健康多样的烹调方式来保证学龄儿童每日合理的饮食所需。

一、6～10岁学龄儿童

学龄儿童的饮食与成年人的饮食已无较大差异，而且由于他们处在生长发育的重要时期，因而需要更多的能量和更全面均衡的营养。

（一）食谱推荐

表5-2所示就是基于平衡膳食法则为该年龄段儿童制作的7日食谱。

表5-2 6~10岁学龄儿童的7日食谱

天数	早餐 6:30~8:30	上午加餐	午餐 11:30~13:30	下午加餐	晚餐 18:00~20:00
第一天	可可牛奶燕麦粥（牛奶200克、燕麦片50克、香蕉100克、奇亚籽10克、碱化无糖可可粉5克）	煮鸡蛋（鸡蛋50克）+蓝莓50克	小米饭（小米50克、大米50克）+肉末茄子（茄子50克、瘦猪肉50克、油5克）+香菇炒油菜（香菇50克、油菜100克、油5克）	无糖酸奶（100克）	煮玉米红薯（玉米、红薯各50克）+芹菜炒香干（芹菜100克、胡萝卜50克、豆干25克、油5克）+鲜豌豆炒虾仁（鲜豌豆50克、虾仁50克、油5克）
第二天	胡萝卜鸡蛋饼（胡萝卜50克、鸡蛋50克、面粉50克、油2克）+牛奶（200克）+梨（50克）	苹果（100克）	黑米饭（黑米50克、大米50克）+海带肉丸汤（海带50克、瘦猪肉50克、玉米淀粉5克、油5克）+清炒莜麦菜（莜麦100克、油5克）	无糖酸奶（100克）	五谷丰登（贝贝南瓜100克、紫薯50克、带壳花生25克）+西蓝花炒虾仁（西蓝花50克、虾仁50克、油5克）+白菜炖豆腐（白菜50克、豆腐50克、油5克）
第三天	西葫芦鸡蛋水饺（全麦粉50克、西葫芦100克、鸡蛋50克、油7克）+无糖豆浆（黄豆25克）	奶酪棒（30克）	杂粮饭（大米50克、红豆25克、绿豆25克）+山药粉蒸肉（山药50克、鸡蛋肉50克、油5克）+清炒红苋菜（红苋菜100克、油5克）	哈密瓜（200克）	番茄龙利鱼浇面（干荞麦面50克、番茄100克、龙利鱼50克、油4克）+蒜蓉金针菇（金针菇50克、大蒜5克、油4克）
第四天	鸡肉三明治（全麦吐司2片、低脂芝士片1片、生菜叶25克、番茄25克、鸡胸肉25克、油2克）+牛奶（200克）	橘子（100克）	全麦馒头（100克）+凉拌紫甘蓝（紫甘蓝100克、胡萝卜50克、油5克）+鸡蛋肉末豆腐（鸡蛋50克、瘦猪肉50克、豆腐50克、油5克）	草莓（100克）	煮土豆（土豆50克）+核桃香米饭（核桃仁10克、大米50克）+香煎带鱼（带鱼50克、油5克）+清炒莴苣（莴苣100克、油5克）
第五天	鸡蛋饼（鸡蛋50克、小麦粉50克、小葱5克、油5克）+无糖酸奶（150克）+番茄（50克）	樱桃（100克）	芋头饭（大米75克、芋头25克）+清蒸鲈鱼（鲈鱼1条、大蒜5克、生姜5克、胡萝卜10克、蒸鱼豉油10克、油5克）+炒韭黄（韭黄100克、油5克）	油桃（100克）	牛奶燕麦粥（牛奶200克、燕麦米50克）+韭菜炒猪肝（韭菜200克、猪肝50克、油5克）

续表

天数	早餐 6：30～8：30	上午加餐	午餐 11：30～13：30	下午加餐	晚餐 18：00～20：00
第六天	紫薯烧饼（小麦粉40克、紫薯25g、油2克）+牛奶(300克)+猕猴桃(100克)	无糖豆浆（黄豆25g）	肉末香菇拌面（生面条100克、瘦猪肉50克、鲜香菇50克、油5克）+酸菜鱼（酸菜100克、草鱼片50克、大蒜5克、油5克）	杏子（100克）+杏仁（10克）	燕麦饭（燕麦20克、大米40克）+凉拌菠菜（菠菜100克、油4克）+洋葱炒鸡蛋（洋葱50克、鸡蛋50克、油4克）
第七天	红薯开花馒头（红薯25克、面粉40克）+牛奶（300克）+卤豆干（25g）	杞果（150克）	煮绿豆面条（绿豆面110克）；香菇滑鸡（鲜香菇50克、去皮鸡腿肉50克、油5克）+清炒莜麦菜（莜麦菜200克、大蒜5克、油5克）	榛子（10克）	藜麦饭（藜麦50克）+银鱼炒鸡蛋（银鱼50克、鸡蛋50克、油5克）+炒花椰菜（花椰菜100克、胡萝卜25克、青椒25克、油5克）

注：1. 推荐6岁学龄儿童每天饮水800毫升，7～10岁学龄儿童每天饮水1000毫升。在天气炎热、大量运动、出汗较多时应适当增加饮水量。做到定时、少量多次饮水，不等口渴时再喝水，建议每个课间喝100～200毫升。

2. 要鉴定正餐留出充足的就餐时间，最好15～20分钟，注意细嚼慢咽。

3. 需要注意孩子食物过敏问题，该食谱中的过敏原主要包括鸡蛋、虾、牛奶、花生、坚果和鱼。

（二）食谱解析

　　6～10岁学龄儿童每天的能量需要量为1400～1600千卡。其中，早餐提供的能量和营养素约占全天的30%，午餐约占40%，晚餐约占30%。该食谱在1日摄入12种食物的基础上，每天至少有2～3种食物不重样，达到7日摄入25种以上的食物。本食谱将膳食的营养价值通过合理搭配而得到优化。主食主要采用粗粮和细粮搭配，如用大米搭配小米、黑米和燕麦等粗粮和谷物来丰富营养。本食谱在保障每1餐荤素搭配合理的同时，兼顾食材的色彩，让学龄儿童更有食欲。

（三）典型食物制作方法

　　学龄儿童膳食应遵循平衡膳食的原则，每天谷薯类、蔬菜水果类、畜禽鱼蛋奶类、大豆和坚果类食物都应该根据不同能量需求量水平均衡摄入。在此提供3种典型食物的制作方法及步骤。

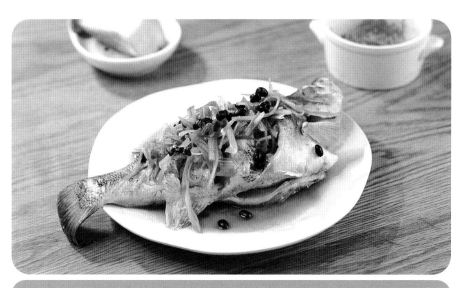

清蒸鲈鱼

食材: 鲈鱼1条,大葱5克,生姜5克,胡萝卜10克,蒸鱼豆豉10克。

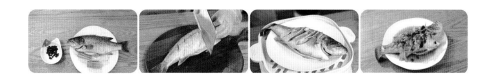

做法:

◆ 鲈鱼、大葱、生姜、胡萝卜洗净。

◆ 大葱切段,生姜切片,鲈鱼背上斜切深口,用生姜、大葱按摩鱼背,静置腌制。

◆ 大火烧水至水开,上锅蒸8~10分钟,关火焖1分钟,取出并倒掉蒸出的汁水。

◆ 另备大葱、生姜切丝,热锅烧油,炒香大葱和生姜。

◆ 倒入蒸鱼豆豉和清水,烧开。

◆ 胡萝卜切丝,铺在蒸好的鱼上,倒入烧开的蒸鱼豆豉。

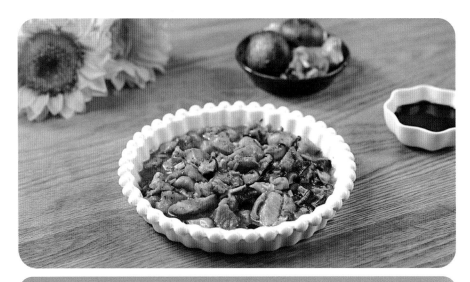

香菇滑鸡

食材： 鲜香菇50克，鸡腿50克，油5克，葱、姜、蒜适量，料酒、生抽、生粉各1勺，黑胡椒粉、盐适量。

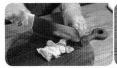 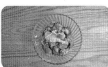 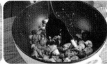 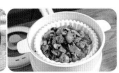

做法：

◆ 鸡腿细的一段划一圈切断皮和筋，再从破口处贴骨头切开，慢慢用刀将肉与骨头剥离。

◆ 将剔下来的鸡腿肉切成小块，加入料酒、生抽、葱、姜、蒜、黑胡椒粉和生粉腌制至少30分钟。

◆ 香菇洗净切块，葱切段，姜切片，蒜切碎末。

◆ 热锅倒入适量食用油，放入葱、姜、蒜炒香。

◆ 倒入腌制好的鸡腿肉翻炒，炒至鸡肉变色，加入香菇块、适量盐，翻炒均匀。

◆ 放入蒸锅，水开后蒸20分钟。

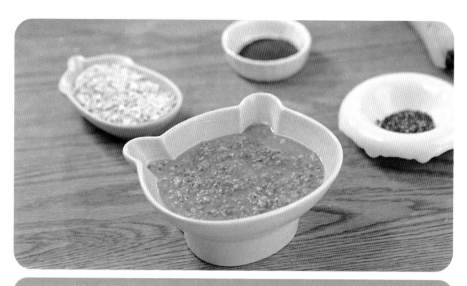

可可牛奶燕麦粥

食材： 牛奶200克，燕麦片50克，香蕉100克，奇亚籽10克，碱化无糖可可粉5克。

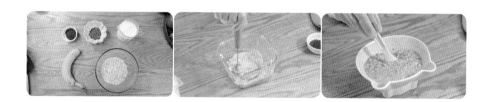

做法：

◆ 香蕉压成泥备用。

◆ 燕麦片、奇亚籽、可可粉混合均匀，加入牛奶，混合均匀。

◆ 加入香蕉泥，搅拌均匀，浸泡一晚。

◆ 第二天可吃。夏天可以加入喜欢的水果直接吃，冬天可以放入奶锅小火加热后再吃。

二、11~12岁学龄儿童

（一）食谱推荐

表5-3中列出了11~12岁学龄儿童的7日食谱。

（二）食谱解析

11~12岁学龄儿童每天的能量需要量为1800~2000千卡。该食谱早餐提供的能量和营养素约占全天的30%，午餐约占40%，晚餐约占30%。食谱采用1日3餐和2次加餐。食材选择上丰富多样，搭配合理，每日可摄入12种以上的食物，每天至少有2~3种食物不重样。本食谱不仅保障了学龄儿童每日300毫升的液体奶或相当量的奶制品的摄入，还将奶制品融入1日3餐，做成水果沙拉和水果奶昔等食品。乳糖不耐受的儿童可以将牛奶调整为酸奶、奶酪等低乳糖产品。

表5-3 11~12岁学龄儿童的7日食谱

天数	早餐 6:30~8:30	上午加餐	午餐 11:30~13:30	下午加餐	晚餐 18:00~20:00
第一天	小米红薯粥（红薯20克，小米50克）+蛋羹（鸡蛋40克）+凉拌豆芽（豆芽100克，香油5克）+牛奶（200克）	苹果（160克）+酸奶（100克）	炒菠菜（菠菜100克，油5克）+芸豆炖排骨（芸豆80克，猪小排50克，油5克）+紫薯饭（紫薯15克，大米80克）	橙子（90克）+酸奶（50克）	番茄炒菜花（番茄60克，菜花80克，油5克）+冬瓜鲜虾汤（冬瓜80克，虾50克，油5克）+黑米饭（黑米20克，大米80克）
第二天	紫薯馒头（紫薯30克，面粉75克）+番茄炒蛋（番茄100克，鸡蛋50克，油5克）+花生牛奶（花生20克，牛奶200克）	草莓酸奶（草莓140克，酸奶100克）	蒜蓉粉丝虾（粉丝30克，虾50克，油5克）+白菜炖豆腐（白菜150克，豆腐50克，油5克）+紫薯饭（紫薯15克，大米80克）	猕猴桃（100克）+酸奶（50克）	葱油焖鸡腿（鸡腿肉50克，油5克）+海带菌菇汤（海带80克，白玉菇80克，油5克）+红薯饭（红薯20克，大米80克）
第三天	虾仁蒸蛋（虾仁30克，鸡蛋50克）+蒸红薯（红薯60克）+黄瓜炒杏鲍菇（黄瓜100克，杏鲍菇50克，油5克）	草莓苹果奶昔（草莓50克，苹果50克，牛奶200克）	板栗烧鸡块（板栗30克，鸡腿肉30克，油5克）+素炒空心菜（空心菜130克，油5克）+红薯饭（红薯20克，大米60克）	草莓苹果燕麦沙拉（草莓50克，苹果150克，酸奶50克，燕麦50克）	红烧豆腐（豆腐80克，油5克）+芹菜炒豆干（芹菜120克，豆干30克，油5克）+韭菜猪肉水饺（面粉75克，猪肉30克，韭菜30克，虾仁20克，油3克）
第四天	西葫芦鸡蛋葱花饼（西葫芦60克，鸡蛋50克，葱花30克，面粉75克，油5克）+牛奶（200克）	草莓燕麦酸奶（草莓100克，燕麦50克，酸奶50克）	彩椒菌菇炒牛肉（彩椒50克，牛肉50克，油5克）+醋熘白菜（白菜100克，油5克）+紫薯饭（紫薯20克，大米50克）	梨（100克）+酸奶（100克）	藕炒虾（藕80克，虾50克，油5克）+包菜炒粉丝（包菜80克，粉丝30克，油5克）+红豆杂粮饭（大米50克，红豆25克，绿豆25克）

续表

天数	早餐 6:30~8:30	上午加餐	午餐 11:30~13:30	下午加餐	晚餐 18:00~20:00
第五天	牛奶(200克)+黄瓜蛋炒饭(火腿20克,鸡蛋50克,大米60克,黄瓜60克,油5克)	黄桃酸奶沙拉(黄桃200克,酸奶100克)	红烧带鱼(带鱼50克,油6克)+凉拌时蔬(菠菜100克,油5克)+时蔬豌豆饭(大米60克,胡萝卜25克,土豆15克)豌豆20克,	橙子(100克)+酸奶(50克)	家常炒猪肝(紫色洋葱100克,猪肝50克,油5克)+肉香茄条(茄子120克,油6克)+双色米饭(小米40克,大米60克)
第六天	面片汤(小麦粉75克,鸡蛋50克,菠菜100克)+牛奶(200克)+凉拌黄瓜(黄瓜60克,香油4克)	杜果坚果酸奶(核桃10克,腰果10克,杜果90克,酸奶100克)	咖喱鸡块(鸡胸肉50克,土豆50克,胡萝卜50克,油7克)+清炒油菜(油菜100克,油5克)+杂豆饭(大米50克,红豆25克,绿豆25克)	梨(200克)+酸奶(50克)	蒜蓉西蓝花(西蓝花100克,蒜5克,油5克)+西芹炒虾仁(西芹90克,虾仁50克,油5克)+紫薯饭(紫薯20克,大米60克)
第七天	紫薯馒头(紫薯40克,面粉75克)+牛奶(200克)+清炒莴笋丝(莴笋50克,油5克)	猕猴桃(100克)+酸奶(50克)+杏仁(10克)	木须炒肉(鸡蛋50克,猪肉20克,油5克)+虾仁日本豆腐(虾仁50克,日本豆腐30克,油5克)+双色米饭(小米40克,大米60克)	橘子(100克)+酸奶(100克)	香菇炖鸡(香菇50克,土豆30克,青椒50克,鸡腿肉30克,油5克)+清炒茼蒿(茼蒿130克,油5克)+玉米红薯饭(玉米20克,红薯20克,大米60克)

注:1. 11~12岁男童每天至少饮水1300毫升,女童至少饮水1100毫升。天气炎热和孩子出汗较多的时候,应适当增加水量。尽量少喝白水或不喝含糖饮料,多选择饮用白开水。

2. 凉拌菜除香油外还可以选择橄榄油。日常的烹任用油可以选择大豆油、玉米油、花生油、葵花籽油等多品种调油。

3. 需要注意孩子食物过敏问题,该食谱中的过敏原主要包括鸡蛋、虾、牛奶、花生、坚果、豆类和鱼。

（三）典型食物制作方法

12岁以后，儿童的咀嚼能力、消化功能和免疫系统功能基本达到成年人水平，在饮食的制作方法和口味调整方面与成年人趋于一致。在此提供2种典型食物的制作方法及步骤。

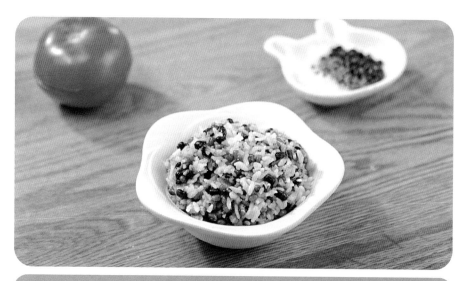

杂豆饭

食材：大米50克，红豆25克，绿豆25克。

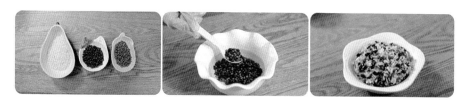

做法：

◆ 红豆、绿豆清洗干净，用没过红豆、绿豆的水提前浸泡一晚。

◆ 大米清洗干净，加入浸泡好的红豆和绿豆，加入没过手背的水煮熟即可。

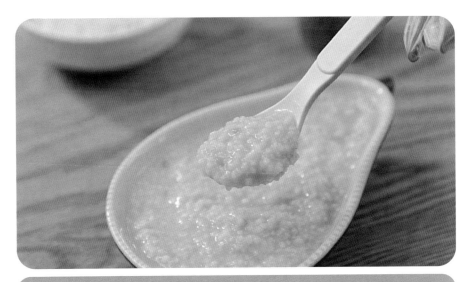

小米红薯粥

食材：红薯20克，小米50克。

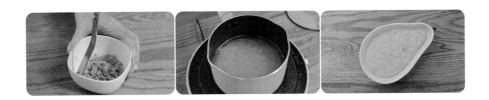

做法：

◆ 红薯洗净，蒸锅蒸20分钟；蒸熟后去皮，压成泥状。

◆ 小米洗净放入砂锅中火熬15分钟。

◆ 将红薯泥放入砂锅中，转小火熬10分钟。

第五节　喂养问答

一、学龄儿童的早餐应该怎么安排更合理、更营养？

学龄儿童应每天吃早餐，并吃好早餐。早餐应在6：30～8：00之间完成，进餐时间控制在15～20分钟，避免狼吞虎咽，或吃饭时看手机、看电视。早餐食物应该包括谷薯类、蔬菜水果类、奶类、动物性食物、豆类、坚果类等食物中的3类及以上，保持色彩丰富，适当变换口味，提高儿童食欲。

（1）谷薯类：谷薯类食物是早餐能量的主要来源，应该占据早餐的一半。谷类食物主要包括米饭、面条、馒头、红薯等。建议常用全谷类食物代替部分精米、精面，如全麦面包、荞麦面条和糙米等，因为它们含有更多的膳食纤维和维生素。

（2）蔬菜水果类：应选择应季的新鲜果蔬，最好可以就地取材。蔬菜建议选择深浅搭配，其中，深色蔬菜如菠菜、番茄、胡萝卜等，水果如苹果、香蕉、梨等。

（3）奶及奶制品：《中国居民膳食指南（2022）》建议，学龄儿童每天摄入300毫升及以上液体奶或相当量的奶制品。早餐可以安排一杯250毫升的纯牛奶，白天再喝一杯酸奶作为加餐，或者早餐吃一份夹有奶酪的三明治。

（4）动物性食物：主要有畜禽鱼肉蛋，如鸡蛋、虾、去皮鸡肉、瘦猪肉、牛肉等。鸡蛋可以蒸、可以煮，也可以用不粘锅抹少量油做成煎蛋，但不建议打散鸡蛋液再煎蛋，因为打散的鸡蛋液吸油能力很强，可能导致脂肪摄入过量。

（5）豆类、坚果类：豆类及其制品，如豆浆、豆腐脑可与牛奶交替安排在早餐，豆腐干类可以与蔬菜凉拌或做成三明治；坚果如核桃、榛子、花生，一天摄入10克左右，即一小把的量即可。

二、学龄儿童爱吃零食，该怎么选择？控制多少量？怎么控制？

任何食物都可以作为零食，零食并不一定就是不好的、不健康的。学龄儿童可以在正餐为主的基础上合理选择零食，但零食不可以代替也不可以影响正餐。

（1）选择健康的零食。总的原则是选择新鲜卫生、营养丰富、少油少盐少糖的天然食物，如原味坚果、新鲜水果、奶及奶制品等。原味坚果，如花生、核桃、瓜子等富含蛋白质、不饱和脂肪酸、矿物质和维生素E；水果与能生吃的蔬菜含有丰富的维生素、矿物质和膳食纤维；奶类、豆类及其制品可以提供优质蛋白质和钙。但高盐、高油、高糖类食品不宜作为零食，如薯条、薯片、辣条、重油蛋糕等，也不能把没有生产日期、无质量合格证或无生产厂家信息的"三无"产品作为零食。

（2）在合适的时间吃零食。吃零食的时间不宜距离正餐时间太近，可以在两餐之间吃零食，例如上午9点至10点之间，下午3点至4点之间。吃零食的时间和正餐最好间隔1小时以上，且睡前半小时最好不要吃零食，以免影响睡眠。看电视、玩电脑、手机时不宜吃零食，玩耍时也不宜吃零食。

（3）控制零食的量。适当的零食可以为学龄儿童提供能量和营养，但是过多的零食则会影响健康。零食的量以不影响正餐的食欲为宜，零食提供的能量不要超过每日总能量的10%。

三、体检超重，医生提醒控制食量，应该怎么控制？

体检超重的儿童，要在保持正常生长发育的前提下调整膳食结构、控制总能量摄入，并养成规律运动的习惯。

（1）养成三餐合理、规律进食的习惯。要特别强调坚持吃好早餐，早餐提供的能量及营养素应相当于全日量的25%～30%，午餐占30%～40%，晚餐占30%～35%。一顿营养丰富的早餐，能够有效减轻一天进食的欲望。晚餐吃得越晚，体重增加的风险越大。

（2）调整饮食结构，控制总能量摄入。碳水化合物提供的能量应该占一天摄入总能量的50%～65%，多吃全谷物和杂豆；蛋白质供能比占10%～15%，多选择优质蛋白质，如鱼、蛋、奶等，适量吃禽类，少吃猪肉、牛肉、羊肉，并尽量选择瘦肉；脂肪供能比占20%～30%，烹调尽量使用菜籽油、大豆油等植物油（椰子油和棕榈油除外），少使用或不使用动物油脂，如黄油、猪油，严格控制反式脂肪酸如氢化植物油的摄入。

（3）专注进食，细嚼慢咽。在吃饭时不要做看电视等其他会转移注意力的事情，让儿童专注于进食，细嚼慢咽。吃得太快会使大脑来不及反应吃饱了，因此容易过量进食。

（4）合理加餐，不过度饥饿。在两餐之间合理选择健康的零食作为加餐。过度的饥饿感可能造成暴饮暴食。

（5）纠正饮食行为。应在满足平衡膳食的基础上，少吃高油、高盐、高糖食物，如油炸食品、含糖饮料、糖果蜜饯、西式快餐等。

四、学龄儿童偏瘦小、长得慢，应该怎么加强营养？

（1）保证能量摄入充足。6～9岁的学龄儿童每天的能量需要量约为1400千卡，10～12岁的学龄儿童每天的能量需要量约为1800千卡。

（2）增加蛋白质摄入。在保证能量摄入充足的基础上，增加鱼、禽、蛋、豆制品等富含优质蛋白质食物的摄入，每天食用300～500毫升及以上液体奶或相当量的奶制品。

（3）保证钙的供应。钙有关骨骼健康，奶及奶制品、大豆及豆制品是钙的丰富来源。

（4）不挑食、不节食。要保证1日3餐，纠正偏食、挑食和过度节食等不良饮食行为，树立正确的饮食观和健康的身材审美。

（5）保持适宜的身体活动。适当的身体活动能够改善食欲，增强吸收。建议学龄儿童每天进行累计至少60分钟的中高强度运动。

五、如何预防性早熟？饮食上应该注意什么？

多数研究表明，性早熟的发生与患儿饮食习惯密切相关。确切的研究结果证明，油炸食品、含糖饮料、含防腐剂或色素食品、西式快餐等食物摄入水平高与性早熟发生呈正相关。因此在学龄儿童成长阶段，应减少此类食物的摄入，多吃蔬菜、水果，培养儿童健康的饮食习惯。

此外，性早熟的发生还与肥胖、运动频率、家庭及社会环境等多个因素有关。肥胖儿童性早熟的发病率明显高于非肥胖儿童。通过控制饮食，如减少油炸食物的食用频率，多吃蔬菜、水果等富含膳食纤维的食物，调整生活习惯，如养成早睡与熄灯睡觉的习惯、增加户外运动、减少使用电子设备的时间，可有效预防并降低性早熟发病概率。

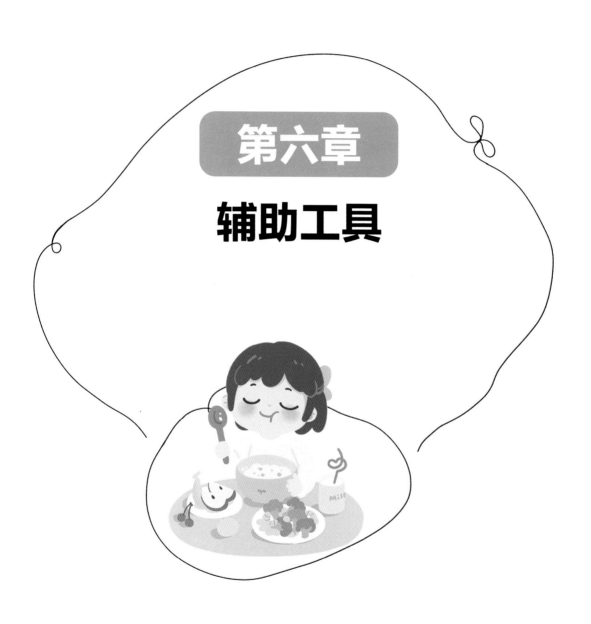

第六章

辅助工具

第一节 食物量化参照表

为了方便在实际生活中较为准确地量化食物，可以借助家庭常用容器，如辅食碗、辅食盘、玻璃杯等，以及成年女性手掌和带刻度的量杯、量勺做定量参考。常用容器的尺寸参照如表6-1所示。

表6-1 容器尺寸参照

参照容器	规格	用途
辅食碗	直径12厘米，深度5厘米	可以用来量取米饭、面条等主食
辅食盘	直径19厘米	可以用来量取蔬果菜肴
中等玻璃杯	直径4.8～5.8厘米，深度12.5～18.5厘米	可以用来量取200～300毫升的液体食物
大玻璃杯	直径9厘米，深度14.5厘米	可以用来量取350～450毫升的液体食物

具体参见表6–2。

表6–2　食物量化参照

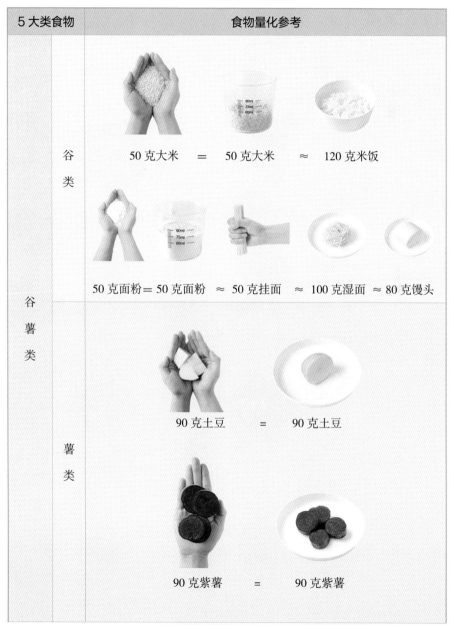

5大类食物	食物量化参考
谷薯类	谷类
	薯类

50克大米　=　50克大米　≈　120克米饭

50克面粉 = 50克面粉　≈　50克挂面　≈　100克湿面　≈　80克馒头

90克土豆　=　90克土豆

90克紫薯　=　90克紫薯

5 大类食物		食物量化参考
谷薯类	薯类	90 克山药　＝　90 克山药
蔬果类	蔬菜	100 克菠菜　＝　100 克菠菜 100 克彩椒　＝　100 克彩椒 100 克西蓝花　＝　100 克西蓝花 100 克胡萝卜　＝　100 克胡萝卜

5 大类食物		食物量化参考
蔬果类	水果	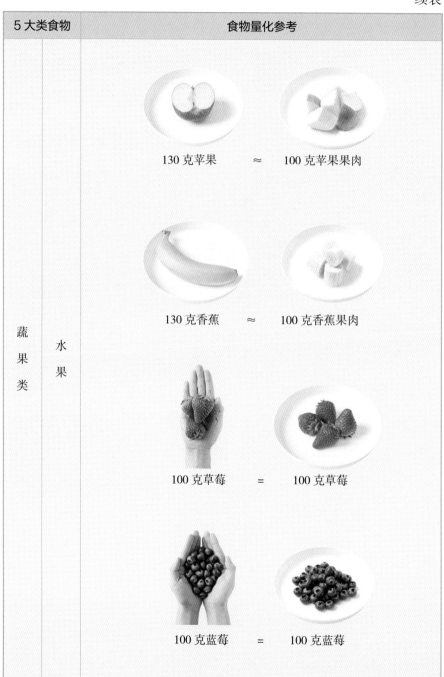

5大类食物	食物量化参考

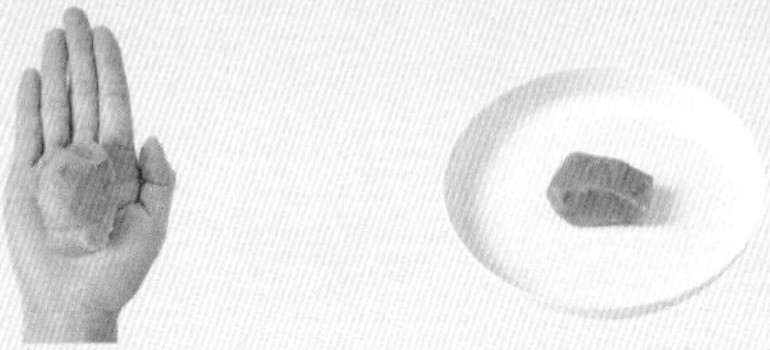

50 克瘦肉　＝　50 克瘦肉

50 克五花肉　＝　50 克五花肉

50 克三文鱼　≈　50 克三文鱼肉

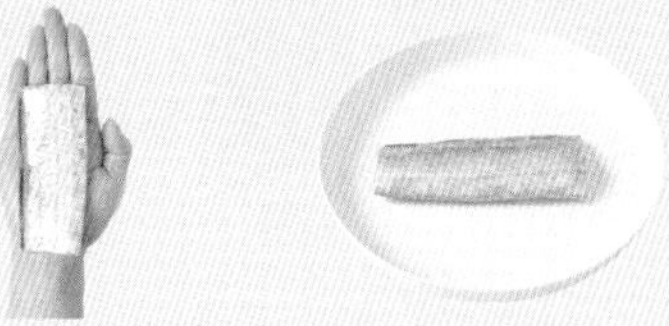

70 克带鱼　≈　50 克带鱼肉

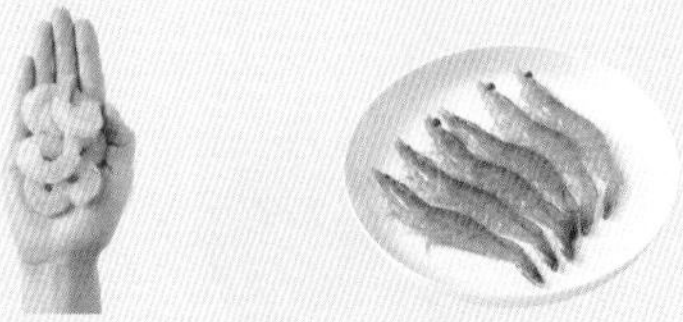

50 克虾仁　≈　80 克鲜虾

蛋类 ≈ 50 克/个

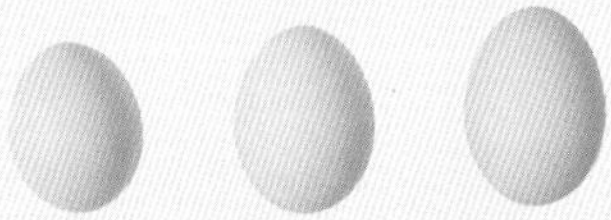

46g　　56g　　62g

肉蛋水产类

肉类

水产类

5 大类食物	食物量化参考
大豆类	25 克大豆 ≈ 180 克内酯豆腐 ≈ 75 克北豆腐 ≈ 55 克豆干 ≈ 450 毫升纯豆浆 25 克大豆 ≈ 180 克内酯豆腐 ≈ 75 克北豆腐 ≈ 55 克豆干
坚果类	25 克瓜子 ≈ 10 克瓜子仁 15 克花生 ≈ 10 克花生仁 30 克核桃 ≈ 15 克核桃仁
奶类	250 毫升纯牛奶 ≈ 300 毫升原味发酵酸奶 ≈ 30 克原制奶酪

大豆、坚果和奶类

续表

5 大类食物	食物量化参考
调味品	**烹调油** 10 毫升植物油　15 毫升植物油　20 毫升植物油　25 毫升植物油 **食用盐** 1 克细盐　　　　2 克细盐　　　　3 克细盐

第二节　辅食形态参照表

具体参见表6-3。

表6-3　辅食形态参照

食物类别	食物形态			
	泥糊状 适合6月龄	略带颗粒泥糊状 适合7～9月龄	颗粒状 适合10～12月龄	块状 适合1岁以上
谷类	米糊	烂米粥	软米饭	米饭
蔬菜	蔬菜泥	蔬菜蓉	蔬菜碎	细切蔬菜
水果	水果泥	水果蓉	水果碎	水果块
肉类	肉泥	肉茸	肉碎	肉粒

第三节　儿童生长曲线参考图

具体参见图6-1至图6-7。

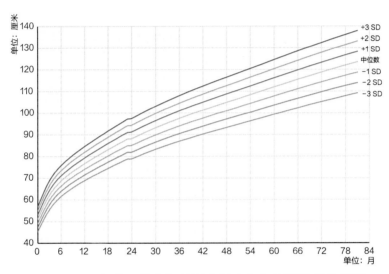

图 6-1　7 岁以下男童年龄别身长 / 身高的标准差曲线图

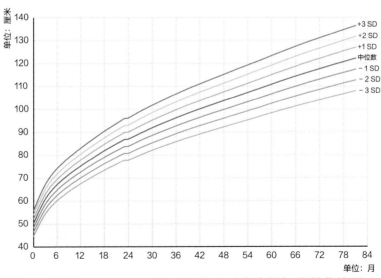

图 6-2　7 岁以下女童年龄别身长 / 身高的标准差曲线图

说明：

1. 2岁以下适用于身长，2岁以上适用于身高。年龄为整月或整岁。

2. "中位数"是一个参考值，而孩子的身长/身高只要在−2SD和+2SD这个区间内，即为正常。如果低于−2SD，可能表示其偏矮小；如果高于+2SD，可能表示其比大多数同龄人高。家长需要引起重视。

3. 图6−1、图6−2数据来源于WS/T 423—2022 《7岁以下儿童生长标准》。

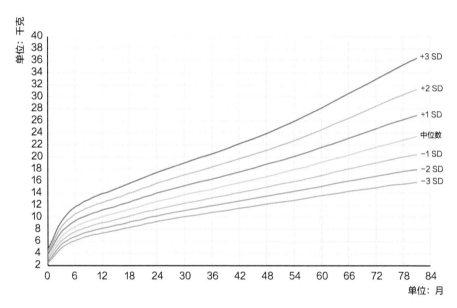

图 6−3　7 岁以下男童年龄别体重的标准差曲线图

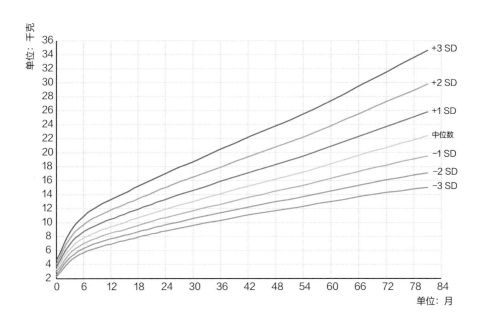

图 6-4　7 岁以下女童年龄别体重的标准差曲线图

说明：

1. 年龄为整月或整岁。

2. "中位数"是一个参考值，而孩子的体重只要在−2SD和+2SD这个区间内，即为正常。如果低于−2SD，可能表示其体重偏轻；如果高于+2SD，可能表示其比大多数同龄人重。家长需要引起重视。

3. 图6-3、图6-4数据来源于WS/T 423—2022《7 岁以下儿童生长标准》。

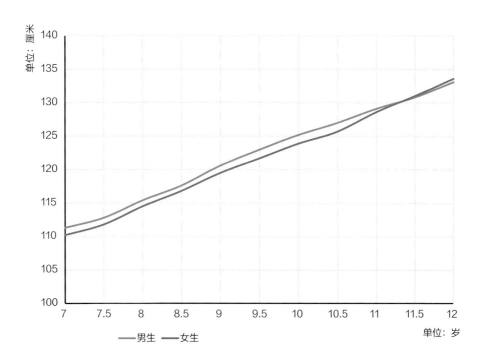

图 6-5   7 ~ 12 岁男女学龄儿童分年龄身高筛查生长迟缓界值范围

说明：

1. 如果孩子身高低于/等于对应年龄的值，可能表示孩子的身高偏矮小，家长需要引起重视。

2. 图6-5数据来源于WS/T 456—2014《学龄儿童青少年营养不良筛查》。

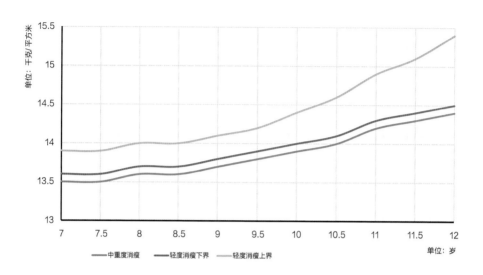

图 6-6　7 ~ 12 岁男学龄儿童分龄 BMI 筛查消瘦界值范围

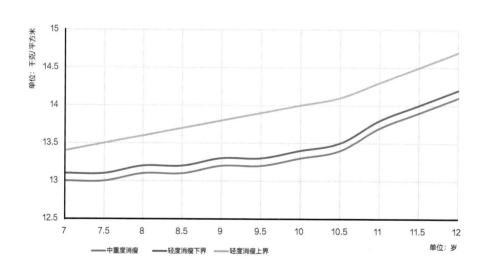

图 6-7　7 ~ 12 岁女学龄儿童分龄 BMI 筛查消瘦界值范围

说明：

1. 如果孩子体重指数（BMI）低于 / 等于中重度消瘦的值，可能表示孩子属于中度 / 重度消瘦；如果孩子体重指数（BMI）在轻度消瘦上界和下界之间，可能表示孩子属于轻度消瘦，都需要家长引起重视。

2. BMI=[体重（千克）] / [身高（米）]^2。

3. 图 6-6、图 6-7 数据来源于 WS/T 456—2014《学龄儿童青少年营养不良筛查》。

第四节　儿童生长发育过程参考图

具体参见图 6-8。

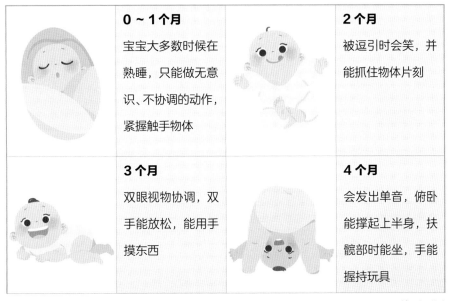

0 ~ 1个月	2个月
宝宝大多数时候在熟睡，只能做无意识、不协调的动作，紧握触手物体	被逗引时会笑，并能抓住物体片刻
3个月	**4个月**
双眼视物协调，双手能放松，能用手摸东西	会发出单音，俯卧能撑起上半身，扶髋部时能坐，手能握持玩具

接下页图

接上页图

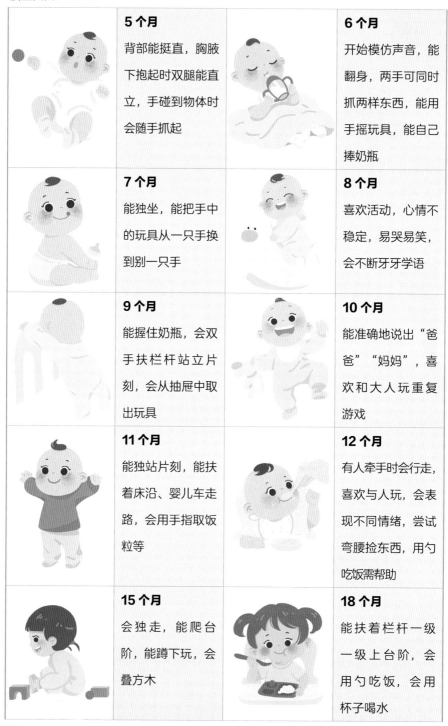

	5 个月 背部能挺直，胸腋下抱起时双腿能直立，手碰到物体时会随手抓起		**6 个月** 开始模仿声音，能翻身，两手可同时抓两样东西，能用手摇玩具，能自己捧奶瓶
	7 个月 能独坐，能把手中的玩具从一只手换到别一只手		**8 个月** 喜欢活动，心情不稳定，易哭易笑，会不断牙牙学语
	9 个月 能握住奶瓶，会双手扶栏杆站立片刻，会从抽屉中取出玩具		**10 个月** 能准确地说出"爸爸""妈妈"，喜欢和大人玩重复游戏
	11 个月 能独站片刻，能扶着床沿、婴儿车走路，会用手指取饭粒等		**12 个月** 有人牵手时会行走，喜欢与人玩，会表现不同情绪，尝试弯腰捡东西，用勺吃饭需帮助
	15 个月 会独走，能爬台阶，能蹲下玩，会叠方木		**18 个月** 能扶着栏杆一级一级上台阶，会用勺吃饭，会用杯子喝水

接上页图

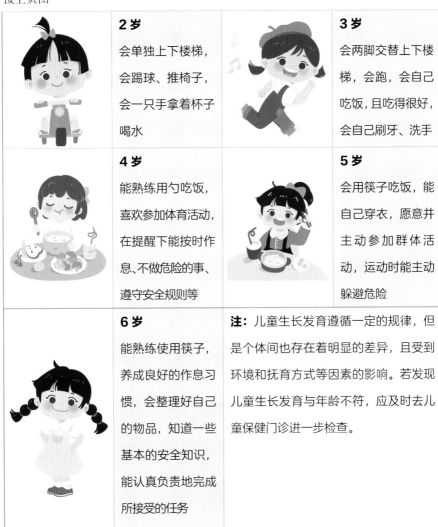

2 岁 会单独上下楼梯，会踢球、推椅子，会一只手拿着杯子喝水	3 岁 会两脚交替上下楼梯，会跑，会自己吃饭，且吃得很好，会自己刷牙、洗手
4 岁 能熟练用勺吃饭，喜欢参加体育活动，在提醒下能按时作息、不做危险的事、遵守安全规则等	5 岁 会用筷子吃饭，能自己穿衣，愿意并主动参加群体活动，运动时能主动躲避危险
6 岁 能熟练使用筷子，养成良好的作息习惯，会整理好自己的物品，知道一些基本的安全知识，能认真负责地完成所接受的任务	注：儿童生长发育遵循一定的规律，但是个体间也存在着明显的差异，且受到环境和抚育方式等因素的影响。若发现儿童生长发育与年龄不符，应及时去儿童保健门诊进一步检查。

图 6-8　儿童生长发育过程参考

第五节　出牙及咀嚼规律参考图

具体参见图 6-9 和图 6-10。

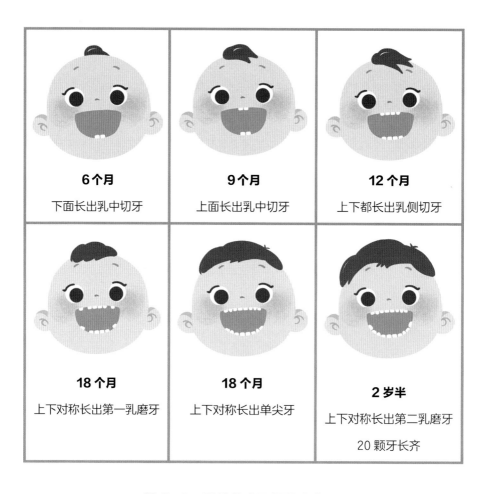

6个月	**9个月**	**12个月**
下面长出乳中切牙	上面长出乳中切牙	上下都长出乳侧切牙
18个月	**18个月**	**2岁半**
上下对称长出第一乳磨牙	上下对称长出单尖牙	上下对称长出第二乳磨牙 20颗牙长齐

图 6-9　婴幼儿出牙规律参考图